李莉

妇科医论医话选

李莉 著

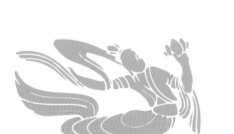

中国中医药出版社

·北京·

图书在版编目（CIP）数据

李莉妇科医论医话选 / 李莉著 . — 北京：中国中医药出版社，2017.12

ISBN 978-7-5132-4468-8

Ⅰ . ①李…　Ⅱ . ①李…　Ⅲ . ①中医妇科学—医论—汇编—中国—现代　②中医妇科学—医话—汇编—中国—现代

Ⅳ . ① R271.1

中国版本图书馆 CIP 数据核字（2017）第 241202 号

中国中医药出版社出版

北京市朝阳区北三环东路 28 号易亨大厦 16 层

邮政编码　100013

传真　010－64405750

廊坊市三友印务装订有限公司印刷

各地新华书店经销

开本 880×1230　1/32　印张 5.5　彩插 0.25　字数 139 千字

2017 年 12 月第 1 版　2017 年 12 月第 1 次印刷

书号　ISBN 978－7－5132－4468－8

定价　29.00 元

网址　www.cptcm.com

社 长 热 线　010-64405720
购 书 热 线　010-89535836
维 权 打 假　010-64405753

微信服务号　zgzyycbs
微商城网址　https://kdt.im/LIdUGr
官 方 微 博　http://e.weibo.com/cptcm
天猫旗舰店网址　https://zgzyycbs.tmall.com

如有印装质量问题请与本社出版部联系（010-64405510）

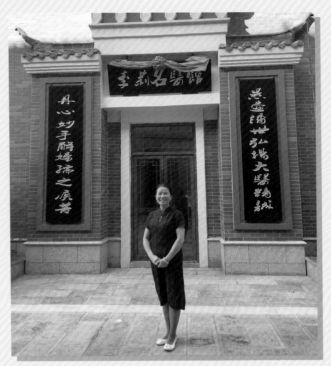

桂林崇华中医街李莉名医馆

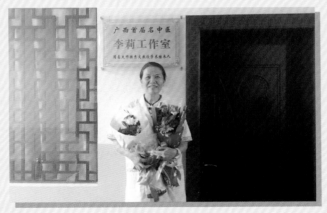

李莉工作室

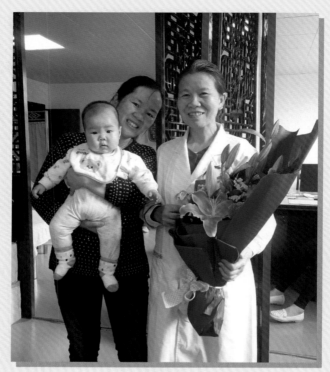

李莉与患者

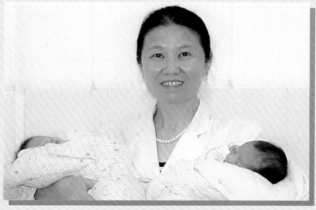

李莉与治疗成功的龙凤胎

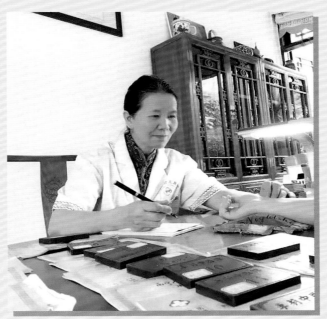

李莉出诊照

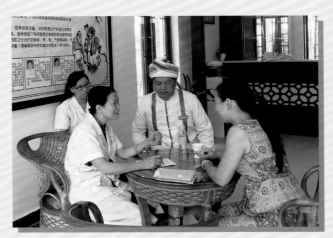

李莉与壮医会诊

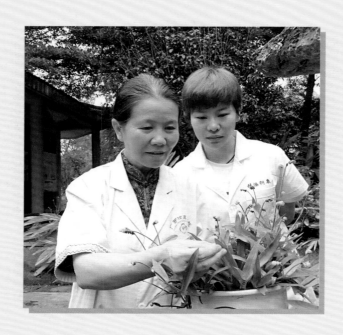

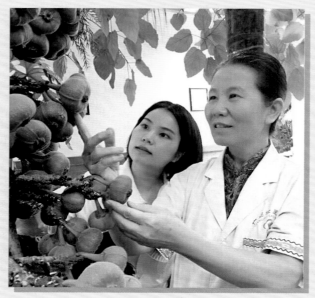

李莉和她的学生

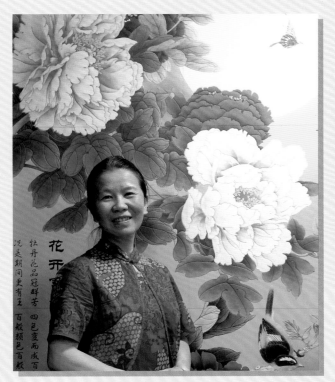

李莉日常照

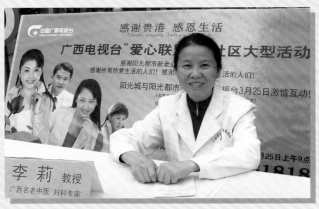

李莉在贵港参加广西电视台的爱心义诊活动

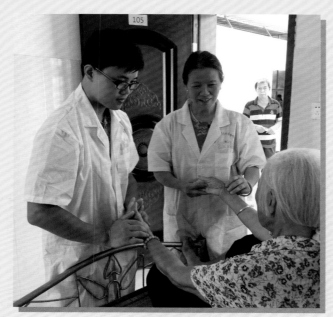

李莉在敬老院义诊

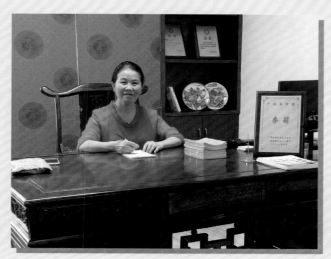

李莉日常工作

陈 序

中医学是中华民族的瑰宝，中医妇科学作为独具优势的一门学科，是中医学的重要组成部分。它扎根临床，源远流长，千百年来为妇女的健康和人类的繁荣昌盛做出了卓越的贡献。

李莉教授祖籍为广西边陲的壮族地区，她在瑶族山区里长大，是"文化大革命"后恢复高考制度的首届大学生。她热爱中医事业，学习刻苦努力，因品学兼优而留校在附属医院工作。由于学习认真，成绩优秀，基本功扎实，她深得国医大师班秀文教授的赏识并成为他亲自选定的学术继承人。在班老的悉心教导和长期耳濡目染下，她扎根临床第一线，潜心学习和研究妇科疾病三十余年，深刻领悟了班氏医学精髓，继承发扬了导师班秀文教授的学术思想和临床经验，在妇科领域中上下求索，治疗妇科经、带、胎、产疑难杂病，疗效显著。她谨遵导师教诲，以良好的医德、认真负责的工作态度和谦虚谨慎的工作作风，赢得了患者的尊重和信赖。该书记录了李莉教授从医多年的心路历程，其内容丰富，观点鲜明，既有学术理论的阐述，也有临证案例的演绎和验证，匠心独具，通俗实用。她对中医妇科理论之钻研，对现代医学之应用，衷中参西，取长补短，特别对妇科临床经验善于总结，启发后人，可谓尽善尽美。是书为大众了解中医妇科常识及求医问药提供了专业、实用的普及和指导。作为李莉教授成长的见证人和师长，我赞赏她那种对中医事业的执着和热爱以及为传承中医所做的努力和奉献，也为广西中医妇科诊疗事业后继有人而感到欣慰。书成之际，乐以为序。

陈慧珍

2017 年 6 月

（该序作者为广西中医药大学教授，广西名老中医，第五批全国老中医药专家学术经验继承工作指导老师）

自 序

我父母都是从部队转业到地方的医务人员。父亲李生敏在防疫站工作，母亲党应兰是卫生院的护士。我出生在广西平乐县，2个月大时即随父母来到广西富川瑶族自治县富阳公社卫生院。富川县是一个位于广西桂北山区的边远县城，富阳公社卫生院坐落于县城一个不起眼的角落，开门可见马鞍山。医院条件简陋，前面是门诊，设有中医诊室、西医诊室、注射室、药房。医务人员就住在门诊后面，与就诊大厅、诊室用木板相隔，没有厨房，大家都在公用饭堂就餐。小时候我经常在门诊玩耍，看到中医诊室常常被病者围得水泄不通，人们耐心而虔诚地等待一位年近七旬的老中医把脉开方，然后在药房取药。中药房里，药香浓郁，地上的坛坛罐罐里放有黑枣、熟地、炙甘草等药材，还不时传出叮叮当当敲打中药的声音。我从小就受到医药氛围熏陶，在药碾声和中药臼捶打发出的叮叮当当声中长大。中医诊室中的七旬老中医姓冯，他的诊室每天都门庭若市，挤满了各种年龄的患者。我常常好奇地站在老中医的对面看他问诊把脉。我很纳闷，为什么老中医不像西医那样用听诊器看病，而仅仅摸摸患者的手就行了。晚上走过老中医的房间，经常听到他用粤语念书或唱读汤头方歌的声音。后来老中医去世了，门诊冷清了许多，我家也搬到了另一家医院。童年记忆中的老中医给我留下了难忘的印象，我梦想长大后也做一名受人尊敬的中医师。

"文化大革命"撕碎了我的求知梦想，高中毕业后，我响应党的号召到了一个离县城较远的偏远山村插队落户，日出而作，日落而归，接受贫下中农的再教育，广阔天地炼红心。当时山区农村缺医少药，我自告奋勇兼职当了一名"赤脚医生"。经过公社医院三个月的培训，我认识了一些药物，学会了一些简单的治疗方法，基本能处理农村常见病和多发病。后来县药材公司招工，我被分配到那里当了一名工人。我家与防疫站和县医院相邻，每当看到医院的医生护士在忙碌地工作，想到童年的愿望未能实现，心里总感到惆怅和遗憾。

1976 年底，"四人帮"被粉碎，"文化大革命"结束。1977 年 10 月，党中央国务院决定恢复中断 10 年之久的高校招生考试，我压抑已久的愿望终于有了实现的机会。通过不懈努力，我终于在 1977 年 12 月跨进了梦寐以求的广西中医学院大门。作为恢复高考后的第一届大学生，尤其是来自瑶族山区的我，深知学习机会来之不易，我暗下决心，一定要努力学习，实现童年的梦想。

1983 年我毕业分配到广西中医学院附属瑞康医院（中医学院二附院）妇产科工作。在这所中西医结合的医院里，我刻苦学习中西医妇科产科业务。1991 年元月，我荣幸地成为班秀文教授的学术继承人之一，脱产 3 年跟随班教授专心做整理继承导师学术经验的工作。医院还特设了一个名老中医专家诊室，便于我们师生开展业务。每天上午我们跟随导师在中医学院壮医门诊部、中华路门诊、瑞康医院门诊侍诊，揣摩导师的就诊思路、临证用药、学术特点和风格，收集整理成功医案。下午我们大多自学或整理上午所见所闻和笔记，参阅有关文献和资料，撰写整理心得笔记、学术论文。导师每周还抽出两个下午给我们授课，传授他的学术经验和体会。这样的学习生活使我们受益良多。在班老的亲切教诲、临床示范、耳濡目染下，我系统地掌握了班老的学术观点和临床经验特长，超额完成了跟师计划，顺利通过了区卫生厅科干局组织的有关专家定量、定性、综合评定的临床考核及论文答辩，出师后破格晋升为副主任医师。

回到单位后，我在全面继承导师的学术思想和临床经验的基础上，结合西医之长，以妇科痛症、不孕、癥瘕等疑难杂病为主攻方向，深入探索中医与西医在生理病理上的内在联系，结合西医检查诊断，对月经不调、不孕、卵巢囊肿、子宫小肌瘤、面部色斑等疾病的治疗效果显著。

几十年时光犹如白驹过隙。"丹心妙手解妇孺之疾苦，悬壶济世弘扬大医精诚"的楹联屹立在桂林市崇华中医街的李莉名医馆前，诉说着中医妇科人的服务宗旨和中医特色的显著疗效。多年来，在工作之余，我勤于思考，善于总结，在国内外多家医学杂志上发表学术论文四十余篇，积累了许多妇科疑难病案。在目睹了大量病者患病时的苦恼和治愈后的欢乐之后，很想和大家分享自己从医多年的点滴经验及医患之间的酸甜苦辣，建立一个信息传递、医患沟通的平台，意在传承中医和壮医文化，普及妇女健康知识，弘扬国医大师班秀文教授的临床经验和学术思想，展示中医中药和民族医药的诊疗特色。在中国中医药出版社的帮助下，我的愿望得以实现。

李 莉

2017 年 6 月

目 录

怀念恩师班秀文 / 1

医论医话

中医中药治疗妇科病的优势 / 10

试论经源 / 13

月经不调的辨证思路 / 19

国医大师班秀文教授治疗原发性痛经的用药特色 / 29

痛经案 / 33

崩漏常见兼症及其处理 / 35

室女崩漏 / 39

痰湿闭经证治三法 / 42

从血论治闭经验案 / 45

少女无故闭经、子宫增大 / 48

湿瘀为妇科痛证常见致病因素 / 51

湿瘀并治、经带双向调节特色治法 / 59

经带并治举隅 / 63

子宫内膜异位症的治疗 / 66

子宫内膜异位症的中西医治疗优势及对策 / 69

不孕症的中医治疗 / 74

输卵管堵塞性不孕的治疗思路 / 79

中医综合疗法在高龄女性助孕中的应用 / 84

多囊卵巢综合征不孕治验 / 94

调肝补肾论治不孕症 5 例 / 97

治肝三法在不孕症中的应用 / 102

高龄女性试管婴儿失败后的中医治疗 / 106

试管婴儿失败后，中药、膏方、针灸三联疗法获孕 / 108

发热、晕厥、不孕的复杂病案 / 110

姐妹不孕症 / 112

免疫性不孕 / 115

多次腹腔手术，3 次试管婴儿失败后 / 117

卵巢早衰 / 122

输卵管不通难孕，孕后先兆流产 / 125

滑 胎 / 129

壮瑶医药在女性保健中的应用 / 131

美丽源于健康 / 140

女性面部色斑 / 143

调经能美容 / 144

花类药治疗面部色斑 / 146

马鞭草是妇科良药 / 148

"沙化"的子宫内膜 / 150

妊娠鼻衄治验 / 152

清宫解毒饮在妇科病中的运用 / 154

妇科常用医方

盆瘀饮 / 160

蠲痛饮 / 161

柔肝止痒汤 / 162

清经凉血止血汤 / 163

女科调经汤 / 164

健脾止带汤 / 165

补肾助孕汤 / 166

固肾安胎方 / 167

五花养颜茶 / 168

怀念恩师班秀文

2014 年 4 月 14 日，这是我永远难忘的日子。我的恩师，全国首届国医大师、桂派中医的优秀代表——班秀文教授在与疾病顽强斗争了 10 年后永远离开了我们。八桂河山为之悲哀，江水滔滔为之流泪。自他离去后的日日夜夜，我无时不在怀念恩师，往事一幕幕仿佛就发生在昨天。

一、初识大师：深入浅出，广泽苍生

记得那是 1977 年 12 月，通过自己的努力，我终于步入了梦寐以求的中医殿堂——广西中医学院。作为恢复高考后的第一届大学生，尤其是来自边远瑶族山区的我，深知学习的机会来之不易，我暗下决心，一定要刻苦努力，掌握过硬的本领，实现从医的理想。当时中医学院非常重视我们这届学生，配备了学院最强的师资阵容，如班秀文、林沛湘、秦家泰、陈慧侬、陈慧珍等老一辈中医名家，我如饥似渴地聆听了这些大师级教授的授课。班秀文教授给我们上的是中医基础课，他红光满面、笑容慈祥，用深入浅出的语言和精美隽秀的板书把我们带进了中医的殿堂。我至今还清楚地记得他的话："中医基础课是学好中医的奠基石，万丈高楼平地起，只有打好基础，才能学好中医。"我很喜欢班老的授课，上课时我全神贯注做好笔记，生怕漏掉重要的内容和章节，而且很多内容是他老人家独特的经验，那可是书本上没有的。遇到不懂的问题我还积极向他请教，直到弄懂为止。中基第一次考试我考了满分，班老向我投以了赞许和鼓励的目光。当知道我的老家是当年他曾下放农村"蹲牛棚"的广西大新县时，他更加关心我，鼓励我好好学习，将来为群众服务。

当时有很多患者慕名到班老家中看病，他都分文不取义务为患者服务。一次，一位乡下来的患者在病愈后为表示感谢送了一只木菠萝给他，他叫我到家里和他的家人一起分享。作为一个来自山区的普通学生，能得到这样一位德高望重的教授青睐，我感到格外的幸福和温暖。出于对班老学识和为人的敬佩，在以优异的成绩毕业留校时，我毫不犹豫地选择了妇科，希望能成为像班老那样德艺双馨、受人尊重的妇科名家。

二、从师学艺：高风亮节，谆谆善诱

1983 年初我毕业留校分配到广西中医学院二附院（现广西中医药大学附属瑞康医院）妇产科工作，在繁忙的工作之余，我常到班老出诊的壮医门诊部、中华路门诊部看望老师。看到门庭若市的门诊和班老繁忙的身影，我非常希望能到老师身边学习，苦于没有机会，只有通过阅读老师的文章和著作在临床实践中摸索。功夫不负有心人，1990 年 7 月 6 日，在上海举行的全国中医药科技进步工作会议上，国家中医药管理局副局长朱杰宣布了人事部、卫生部和中医药管理局《关于采取紧急措施做好中医药专家学术经验继承工作的决定》，全国将拟选 500 名老中医药专家为指导老师，每人配备 1～2 名学术继承人。班老作为广西 8 名名老中医指导老师之一，代表广西到北京参加拜师大会。为了广西的中医药事业，他不顾 70 岁高龄毅然承担了带教 3 名学术继承人的重任，我是他选出的学术继承人之一。得知此消息，我欣喜若狂，终于能再次跟班老学习了！但文件要求每位专家只带 1～2 名继承人，而且继承人的条件是优秀的中青年主治医师，受聘 3 年以上，年龄 35 ～ 50 岁，从事本专业工作 15 ～ 20 年。我当时的年龄、主治医师年限、从医年限均未能达标。我担心失去这次宝贵的跟师机会，夜不能眠，赶到班老家，恳求他一定要收我为徒，我的条件虽然达不到国家的要求，但只要他同意带我，我愿意停薪留职做个旁听生。班老被我的诚意感动，他当即向区人事厅、卫生厅打了一个报告，"据我区目前情况，大多数老中医只选继承人 1 名，与其他省区相比已有望尘莫及之感！我的意见，是从广西中医事业着想，请领导研究解决。"并亲自把报告交到了卫生厅领导处。经过班老的努力，我作为广西区级特批的学术继承人得以顺利从师。我感谢导师，更感谢卫生厅有关领导给了我这次宝贵的机会！

1990 年 12 月 7 日下午，广西继承老中医药专家学术经验拜师大会在区人民政府礼堂隆重举行，以班秀文教授为首的 8 名指导老师和 12 名学术继承人及自治区有关领导、各地市卫生局局长、中医院院长及区内各卫生单位代表近 600 人参加了这次中医盛会。那天班老作为导师代表在大会上的表态，我迄今依然记忆犹新："要把自己一辈子积累下来的学术思想和临床经验毫不保留地传给徒弟，自己的子女可以不带，但一定要为广西中医事业培养合格的中医药人才，为振兴广西中医药事业做出贡献！"会后班老当即召集我们三名弟子制订学习计划，即日便开始了跟师应诊。事后当我得知班老的女儿是中医妇科主治医师，跟师条件达标并享有优先权却未能从师后，我为班老高风亮节、无私且伟大的人格而感动，我暗下决心：一定要珍惜机会，努力学习，绝不辜负班老的培养和期望。

忘不了三年跟师的日日夜夜，我们每天上午跟随班老在中医学院壮医门诊部、中华门诊部、瑞康医院门诊部应诊。那时班老的患者很多，未到上班时间桌面早已排列了几十本病历，还有很多外地赶来的患者。我们首先问诊记录病史，再拿给导师诊疗开方，碰到好的病案和导师用药奇特之处，我们做好笔记，下班后再归纳整理。一个月下来，笔记记了满满一本，每天都过得紧张而充实，都有新的感悟和收获。在跟师的日子里，我看到许多疑难杂病患者经班老治愈，不仅有妇科，还有内科、男科、儿科的患者。记得有一位桂林来的患者，月经不调已3年，每次月经量多如崩，甚至晕厥，结婚3年尚无子嗣。患者求子心切，到处求医未果，说到伤心之处她嚎啕大哭。班老很同情她的遭遇，好言安慰她，并精心为她制定治疗方案，不到两个月她就如愿受孕。每周班老还抽出2个下午给我们授课，解疑答难。他教导我们要努力学习，全面发展，要勤于实践，做到"能讲""能写""能做"。能讲就是重视经典理论的学习和积累，不仅要学识渊博，更能深入浅出，讲学授课；能写就是总结学习心得体会，在病案、学术论文、著作上苦下功夫，多写文章，提高学术水平；能做就是工作认真负责，做好临床工作，提高业务技能。班老当年语重心长的教诲，至今仍回绕耳畔，激励、鞭策着我不断学习，勇攀高峰。

在班老的亲切教诲、耳濡目染下，我系统地继承、整理了班老的学术思想和临床经验，在全面继承的基础上，结合西医之长，以妇科痛证、不孕、癥瘕等妇科疑难杂病为主攻方向，在临床实践中不断创新，疗效显著，赢得了许多患者的尊重和爱戴，每天出诊门庭若市。2003年，我被评为广西首届名中医；2007年被评为全国百名杰出女中医师。整理出版了班老学术经验专著《班秀文》《班秀文学术经验集成》等书。因继承整理名老中医经验成绩显著，获国家中医药管理局颁发的全国首届传承奖。

三、薪火相传：呕心沥血，造福千秋

班老1919年元月出生于广西隆安县雁江长安村那料屯一个农民家庭，祖父是当地颇有名望的骨伤科医生。班老6岁时常跟随祖父上山采药，在祖父的熏陶和影响下，他从小就对医学产生了浓厚的兴趣。不幸的是，7岁那年，家庭突变，祖父和父亲患了急性热病，在一个月内相继离世，从此家境贫穷，生活艰难，他也沦为了放牛娃。后来在亲戚朋友的帮助下，他12岁才开始上学，结束了牧童生涯。在校学习期间，他刻苦学习，学习成绩名列前茅，享受免交学费的待遇。1937年秋，他以全县第一名的优异成绩考上了广西省立南宁医药研究所（本科）。怀揣母亲给的7枚铜板，他穿烂了五双草鞋徒步来到南宁上学，从此步入医林。1940年秋班老毕业分配到广西桂西山区凌云县平私医务所当所长兼医师，当时诊所经费有限，缺医少药，班老用自己学到的医药知识为群众防病治病。他坚持用针灸和中药、壮药治疗，不仅能治疗一般的常见病、慢性病，还能治疗急性传染病，如疟疾、痢疾、回归热等。有感于当地壮族妇女忍辱负重，辛苦劳作，还饱受经带之疾，他开始注重妇女疾病的研究和诊治，救人无数。由于当时国民党政府不重视中医和山区的医疗卫生工作，班老的医术和抱负无法施展，最后他愤然辞去那个年代所谓的"公职"，在果德县（现平果县）县城悬壶开业，不久就成为当地很有名望的医生，25岁的他即当选为果德县中医师公会理事长。

　　新中国成立后，针对广西山区疟疾频发的现状，他被保送到广西省立医学院中南抗疟人员训练班学习，在那里他认真学习了许多西医的基础知识，为将来中西医汇通打下了良好的基础。1952年9月，他被分配到广西民族卫生工作队当医生，深入到广西的壮乡苗寨，为少数民族防病治病。由于当时工作流动性大，只能携带部分常用药，在交通闭塞、药品稀缺的山乡，如遇到复杂、疑难的病症，他的针灸和中药特长就能得到很好的发挥。1953年春，隆安县一个偏僻的山村流行回归热，他随工作队火速赶到，用针灸和中药挽救了几十户濒临死亡的山民的生命。1955年，他被选调至百色地区人民医院，负责筹办中医科及治疗工作。因工作出色，1957年他调到广西中医药大学的前身——广西省立医药研究所从事教学和临床工作。

　　班老多年来不遗余力地致力于中医事业，为继承和发展中医学含辛茹苦，为培养和造就中医人才呕心沥血。他重视经典原著的学习，认为中医之学贵在实践，只有将中医经典精髓与临床实践紧密结合，灵活运用，才能在继承的基础上有所创新。如六经辨证是中医经典原著《伤寒论》的核心，经络与脏腑密切相关，经络病变可导致脏腑功能失常，妇女的经、带、胎、产诸症均可在经络的互相传变过程中反映出来，《伤寒论》中辨证、立法、选方不仅适合于外感病，也同样适用于妇科治疗。1982年班老在国内创造性地把六经辨证应用于妇科领域，将《伤寒论》在妇科领域的应用向前推进了一步。

班老理论渊博，经验丰富，技术全面，对内、妇、儿科均擅长，在妇科造诣尤深。他继承了《内经》中妇人"有余于气，不足于血"的观点，在此基础上发展创新，形成了独特的学术观点：妇女病的治疗，既要着眼于阴血的濡养，又要考虑到阳气的温煦，务必做到"治血不忘气，调气须及血"，立法处方，以甘平或甘温为主，盖甘能生血养营，温则生发通行，从而使血气调和，阴阳平衡。班老专著《班秀文妇科医论医案选》《妇科奇难病论治》《班秀文临床经验辑要》，是其数十年理论与实践的结晶，为中医妇科学的发展创新做出了较大的贡献。

班老在中医药学辛勤耕耘的同时，还积极投入民族医药——壮族医药的发掘整理工作中。早年在壮族地区行医期间，他就注意收集整理，汲取壮医药精华，应用到临床收到了良好的效果。1984年6月，他出任广西中医学院壮医研究室主任，直接指导壮医门诊部的筹建和治疗工作；1985年9月，招收第一批攻读壮族医药史研究生，为壮医药研究和教育奠定了基础，是现代壮医药理论研究的奠基者。经过三十多年的艰苦奋斗和不懈努力，在壮医药理论研究、诊疗方法，以及壮药开发、应用推广等方面都取得了丰硕的成果。

班老不仅学术精湛，医技神奇，且医德高尚，体察民疾。他白天忙于教学，晚上为慕名上门求诊的患者义务看病，三十多年来，找他晚上看病的患者数不胜数。对于来诊患者，不论地位高低、贫贱富贵，他都一视同仁，热情随和，宽厚善良，多年来经他治愈的患者难以计数，仅在家看病的病案就有二十余本。还有大量全国各地患者求医问诊的来信，他总是在百忙之中抽空阅读，辨证处方，迅即回信，得到回信的患者照方治疗效果满意，"神医"的美名誉满邕城。即使在 2003 年 3 月病重住院，他出院后仍然坚持边治疗边为上门求医的患者口述方药，直到 2004 年 4 月病危再次入院。记得在班老的病榻前，我看到他老人家四肢不能活动，面部失去光泽，他用尽力气也发不出一个完整的声音，可眼睛却饱含着泪水，我在他的眼睛里读到了无奈和遗憾，他还有太多的事没有做完，太多的患者需要他去诊治。十年来，他以顽强的斗志和毅力配合治疗，在家属的悉心照顾下，与病魔做斗争。在度过了 3650 个艰难的日日夜夜后，最终乘鹤仙去。

"有缘拜师尊，终身父女情。三载春风雨，师恩似海深。"这是我在出师前回赠恩师的拙句。恩师鼓励我的词句"学贵于精，业在于勤""梅树开花不畏寒，茫茫沙漠有绿洲""他山之石可攻玉，学无捷径贵专心""为医之道德为本，平凡之中不平凡"时刻回荡在耳边。忆往昔，心潮澎湃，展未来，中医事业前程似锦，八桂名医后继有人。我为今生能成为班老的弟子而感到幸福和自豪。大德仙逝，音容宛在，师恩如山，无以为报。作为他的学术继承人，唯有将恩师的学术经验发扬光大，薪火相传，造福患者，完成他老人家的遗愿，以慰恩师在天之灵。

一代宗师班秀文教授，千古流芳！

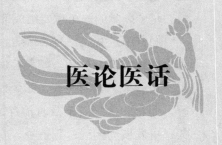

医论医话

中医中药治疗妇科病的优势

中医妇科学是运用中医学基础理论和方法，认识和研究妇女解剖、生理、病因病机和诊治规律，以防治妇女特有疾病的一门临床学科，是中医学的一个重要组成部分。

妇科病是女性特有的疾病。据调查发现，我国 90% 的已婚女性都有不同程度的妇科病。妇科疾病轻则影响工作和生活，重者可导致严重不良后果。有的疾病，如经行感冒，可在食物调理、休息后自行缓解，而有的疾病若不及时治疗，就会带来严重的后果。如月经量少，久之可发展为闭经；阴道炎、附件炎，如得不到及时有效的治疗，可发展为盆腔炎、输卵管炎，甚至影响生育。因此，妇科疾病的治疗已成为千万女性关注的问题。对于不同的妇科病，中医和西医有不同的研究，治疗方法不同，疗效也不同。对于一些病理变化明显的器质性妇科病，如卵巢囊肿过大、子宫肌瘤过大或一些疑为恶性肿瘤的病变，适合进行手术治疗。而还有一些妇科疾病，如月经不调、习惯性流产、功能失调性子宫出血、排卵功能障碍性不孕症、免疫性不孕、原发性痛经、乳汁不下、急性乳腺炎、慢性盆腔炎、更年期综合征等，则适合中医药治疗。实践证明，对于不孕的治疗、术后康复和保健、产后康复、女性更年期保健、月经不调的治疗、亚健康、性功能保健等项目，中医调理疗效独特。

中医中药治疗妇科疾病历史悠久、源远流长。几千年来，中医中药在保障母婴健康、防治妇女疾病等方面做出了巨大贡献。早在夏商周时期就已有妇科学的萌芽，如《周易》在《易经·爻辞》中最早记载了不孕症，如"妇孕不育，凶""妇三岁不孕"。春秋时代，妇科知识已相当丰富，开始出现了妇科医生，为中医妇科学的形成奠定了基础，如《史记·扁鹊仓公列传》记载："扁鹊，过邯郸，闻贵妇人，即为带下医。"其大意是：有一位名叫扁鹊的医生，经过邯郸市，了解到当地重视妇女保健，就成为了当地的妇科医生。

中医中药治疗妇科病是从整体出发，通过疏肝理气、活血化瘀、清热解毒、软坚散结、扶正固本的治法，全面提升身体机能，使气血得以调和。中医认为，女性生理之月经、带下、妊娠、哺乳等都是以血为用，血是月经、乳汁的物质基础，而气是血液的原动力。如果脏腑功能失调，气血流通就会受到影响。而气血功能紊乱，血海封藏失职，就会导致各种妇科病的产生。如血瘀于人体上部，可出现面部黄褐斑、色素沉着；血瘀于人体下部，可产生卵巢囊肿、子宫肌瘤、炎性包块等。

中医治疗讲究"个性化"，以辨证施治为原则，因人、因地、因时论治，同病异治、异病同治。根据患者致病因素不同、个体体质差异、居住环境和病程症状不同，分析归纳，对不同的情况用不同的治疗方法，处方用药也随着疾病的变化而变化。中医大夫每次开出的处方都是"原创"，都是为患者量身定制的。例如同是痛经的患者，有的因寒邪而起，有的因气血亏虚而致，治疗方法各不相同。寒邪引起的宜暖宫散寒、通经止痛，气血亏虚而致的则宜补益气血，此即中医所说的同病异治。又如子宫肌瘤和输卵管阻塞，这是两种不同的疾病，但都是因气滞血瘀而引起，治疗时均可应用理气活血的方药，此即异病同治。总之，治疗疾病时应以辨证施治为原则进行个性化治疗，这是中医治病的特点。

当女性处于亚健康状态时，容易出现功能失调性疾病，如失眠、焦虑、健忘、四肢乏力、手脚发麻、头晕心悸、食欲下降、面色苍白或萎黄、面部黄褐斑等，而体格检查各项指标均在正常范围内。此时从中医辨证出发，运用中医的望、闻、问、切手段，根据阴阳气血的偏盛偏衰，可对失调的机体功能进行调理，使之达到平衡而使身体恢复健康。这种具有中医特色的治疗方法，可充分调动人体自身防病治病机制，使人体的失衡状态调整到较好的水平，从而避免了疾病的发生。

宫颈疾病、妇科炎症、乳房炎症、乳腺增生常困扰着女性；月经不调、痛经、不孕、内分泌失调等多种疾患常给女性平添无数烦恼；妇科肿瘤、宫外孕成为女性健康的杀手，严重影响了女性心理健康和正常生活。这些妇科疑难杂症和慢性疾病，严重影响女性正常工作和生活，却不能很快根治。当四处求医单纯应用西医西药治疗无明显效果时，不妨求助于中医或中西医结合治疗，往往可以收到明显疗效，可谓"柳暗花明又一村"。中医药治疗妇科疾病在长期疗效、解决复发问题和安全等方面都有很大优势。

优势一：如痛经、月经不调等大部分功能性疾病，在诊断明确的前提下，单用西药治疗效果不理想时，中药治疗往往可收到较好的疗效。因为用于治疗妇科病的中药，大多取材于动、植物和矿物质，如植物的花、叶、根茎、果实，动物昆虫的组织、器官、生物体或其壳、甲等。有些中药甚至是我们常用的食物，如山药、茯苓、大枣、莲子、薏苡仁，药食同源，这些药材大多无毒副作用，在调节月经、促进排卵中常被使用。特别在因卵巢功能失调所致的月经不调、月经量多、闭经等疾病的治疗中优先使用中药调理，可有效避免应用某些激素类药物对患者的影响。

优势二：中药能够使女性免受手术带来的心理压力及精神负担，减少痛苦，这是中医药治疗妇科病的又一特点。如一些小的子宫肌瘤，对于接近绝经期或未生育的妇女，可用中药理气活血，软坚化瘀治疗。中药能抑制一些肌瘤的生长和发展，可以避免手术开刀之苦，减少对身体的创伤，不用住院，不影响工作，对处于紧张生活节奏下的女性尤为适合。有的患者在应用中药治疗粉刺、抑制子宫肌瘤生长的同时，还可达到祛斑美容的功效。在调节内分泌，增强免疫力，手术前后、产后康复，女性更年期保健、亚健康、月经不调的治疗，性功能保健等项目上，中医药有着明显的优势。

优势三：中医中药在女性人流、药流术后及各种疾病后康复调养方面具有独特的疗效。针对女性这一时期耗气伤血、体质虚弱的特点，运用动、植物药物及血肉有情之品如阿胶、鹿角胶、桂圆、紫河车、鹿茸、红枣、红参、冬虫夏草、西洋参等对机体进行全面调养，调节内分泌，补气养血养颜，使气通血旺，机体得以迅速康复。

优势四：中医治疗除内服中药外，所使用的还有针灸、推拿、灌肠、热敷等多种综合疗法，对各种妇科常见病、多发病及疑难杂症如不孕等的治疗、康复与保健具有独特的治疗效果。通过调理气血、协调内脏功能来提高女性自身防病治病的机制，可充分调动机体潜能，使人体各方面的功能和状态调整到较好的水平。而针灸、推拿、拔火罐、刮痧、熏蒸、热敷、足疗药浴等中医疗法，为更多的人提供了绿色纯天然的医疗保健方法。

综上所述，中医药对妇科疾病的防治，是从调理脏腑气血、平衡阴阳入手，从根本上进行治疗。除中药内服外治之外，还从心理疏导、家庭配合、饮食调节、生活方式等方面辅助治疗，防治"未病"，疗效显著。近年来，中西医联合治疗某些疑难妇科病是临床研究的方向。中西医在妇科病的治疗中各有所长，中医在调整生殖功能和内分泌代谢方面有一定优势，采用中西医结合治疗的疗效明显优于任何单一治疗，能发挥各自的优势，提高疗效。

试论经源

源，原也，始也，根也。经源即经水之化源。女子月经源于何脏，古今医家各有见解。如傅青主提出："经本于肾"，"经水出诸肾"。而李东垣则认为脾胃为精血生化之源，并以临床"妇人脾胃久虚，形体羸弱，气血俱衰，而致经血断绝"为证。尚有人提出冲任督脉为月经之源之说。编者认为，要探讨月经之源，必须从月经生理病理方面来论证，才能得到较全面的认识。明于月经之源流，对于指导临床治疗经源不足所致的闭经、月经量少等妇科疾患有重要的意义。以下从三个方面陈述管见，以期抛砖引玉。

一、五脏均生血，肾为月经先天之源

最早系统阐述月经产生与断绝这一女子生理特征的著作首推《素问》："女子七岁，肾气盛，齿更发长，二七而天癸至，任脉通，太冲脉盛，月事以时下……七七任脉虚，太冲脉衰少，天癸竭，地道不通，故形坏而无子"；"胞络者，系于肾"。其后，诸家亦有论述，如傅青主认为"夫经水者，乃天一之真水也，满则溢而虚则闭"，"经原非血也，乃天一之水，出自肾中，是至阴之精而有至阳之气，故其色红似血，而实非血"；"经水早断，似乎肾水衰竭"。可见，肾为月经先天之源，其生理盛衰根源于肾气之盛衰，而肾中之阴精——天癸的"至"与"竭"更与月经的至与竭息息相关。由于肾主水，癸亦属水，月经由天癸这种先天元气所施化，故前贤又称月经为"月水""经水"。女性月经来潮与竭止，是肾气自然盛衰的过程，肾精化气生血而为月经之源。肾为先天之本，元气之根，主藏精气，其精为化血之源，是月经的物质基础。

其次，经由血化，肾藏精，精生血，肾精为月经由满而溢的物质基础。"人始生，先成精"，"人之初生，必从精始，精之于血，若乎非类……而血即精之属也"。由此可见，精能化血，血能生精，精血相生相济，精亏则血少，血少则精竭，故临床治疗月经过少、闭经时，采用补血生精法，补血可充精，益精能生血。

再者，冲为血海，任主诸阴，冲任二脉皆起于胞中，上循背里，为经络之海，胞脉所系。天癸未至之时，冲任功能处于潜伏状态，当二七天癸至，任通冲盛之时，经血来潮。故张景岳提出："经本阴血也，何脏无之，唯脏腑之血皆归冲脉，而冲为五脏六腑之海。"《景岳全书·妇人规》认为"冲脉为月经之本"，然冲任二脉皆起于胞中而通于肾，冲任之本在肾。肾主元阴元阳，肾阴通于任脉，在天癸的作用下，任脉通，太冲脉盛，任脉所司的精血、津液才能旺盛充沛；冲主血海，得肾精之充实，聚脏腑之精血，其血海才能按时盈泄于胞宫，血海满而下溢，使月经如期而至。肾虚则冲任脉衰，血海枯竭，可致经水闭绝。

由于经本阴血，"其源源而来，生化于脾，总统与心，藏受于肝，宣布于肺，施泄于肾"，月经的产生与施泄过程，虽然与五脏化生有关，但肾主命门而为精血之海，"命门为元气之根，为水火之宅，五脏之阴气，非此不能滋，五脏之阳气，非此不能发"。五脏在生化阴血的过程中，与肾的生理功能密切相关。

如肝藏血而主血海，肝的疏泄功能不仅关系到人体气机的升降与条畅，还可影响其藏血功能。"肝主藏血""肝司血海""女子以肝为先天"之说，意在说明肝为血脏，与月经的化生和调节息息相关。若肝郁气滞，疏泄不及，可致月经紊乱、闭经；若疏泄太过，则血气逆乱，藏血失职，可致月经过多、崩漏、经行吐衄等疾。

生理上，肝为乙木，肾为癸水，同居下焦，乙癸同源，根据水生木的母子关系及肝肾的生理特征，肝血为肾精的来源之一，而肝血有赖肾精滋养，精充血旺，肝才能发挥其对月经的藏泄作用，故"补肝血，又莫如滋肾水，水者，木之母，母旺则子强，是以当滋化源"。心生血，使"津液和调，变化而赤，是谓血"，又"胞脉者，属心而络于胞中"，心之血气下通，参与月经化生。故月经为血所化，心气、心血不足可直接影响到经血的生化与胞宫的藏泄功能。但心属火属阳，位居于上，肾藏精主水，位居于下，一为根基，一为枝叶。正常生理情况下是心肾相交，水火互济，根壮则枝盛，根衰则枝萎。但病理状态下则心肾失交，水火不济。肾阴不足，则心阳独亢；肾阳不足则心阳衰微，阳虚气弱则血行不畅，均可影响到胞宫的藏泄而出现月经异常。

肺主气，气为血之帅，血为气之母，其"宗气不下，脉中之血，凝而留止"。故肺气不足，帅血无力，可出现月经涩少、闭经等改变。此外，肺气还能辅助心脾化生气血。"谷气入胃，以传于肺，五脏六腑，皆以受气，其清者为营，浊者为卫，营行脉中，卫行脉外"；"营气者，泌其津液，化以为血"；肺主气为水之上源，肾为水脏，内藏真元而为气化之根基，肾的经脉上连于肺，故肺主气的功能需建立在肾气摄纳的前提下才能实现。故有"肺出气也，肾纳气也，故肺为气之主，肾为气之本也"之说。又肺属金，肾属水，肺肾金水相生，肺阴不足，可致肾阴亏损；肾阴亏损，阴虚火旺，也可煎熬肺阴，以致血海枯竭而致月经量少、闭经。

脾主统血，脾为气血生化之源，肾气的充实、天癸的萌生、冲任通盛都有赖后天脾胃转输的精微作为后盾。但脾阳根于肾阳，只有在肾阳的温煦、推动下，脾阳才能发挥其生化气血的功能。

由此可见，虽然五脏俱能生血，但肾为月经先天之源，"经本于肾，而其流五脏六腑之血皆归之"。故肾水既乏，则经血日以干涸。"少阴脉细，女人则经水不通"，"经水早断，似乎肾水衰涸"，故临床治疗经源不足的疾患，如月经量少、闭经，通常五脏兼顾，以肾为主，常取得较好的疗效。又因肾藏精，主骨生髓，通于脑，肾脑相通，主宰人体生理病理活动，调节胞宫定期藏泻，这与现代西医提出的下丘脑功能衰退所致闭经等说法是一致的。生殖系统内蕴肾之藏泻、冲任盈亏的内在规律，结合肾-天癸-冲任-胞宫（简称肾轴）而制定的月经周期疗法，可使中医治疗闭经效果显著。

二、脾为月经后天之源

月经的主要成分为血，经血由津液阴精所化，由于脾胃居中焦，职司运化，为气血生化之源，脾又主中气，血之能循经而行，赖脾气统摄，故月经与脾的生化、统摄有密切关系。胃为多气多血之腑，胃经下行与冲脉汇于气街以充盈血海，故有"冲脉隶于阳明"及"谷气盛则血海满"之说。冲脉之血总由阳明水谷所化，而阳明胃气又为冲脉之本，胃的受纳腐熟功能正常，则气血充足，血海满盈，说明月经的化生，亦与胃气有直接关系。脾胃相表里，同为气血生化之源，正如《女科经纶》所说："妇人经水与乳，俱为脾胃所生。"《灵枢·决气》曰："中焦受气取汁，变化而赤，是谓血。"故脾胃健运，则经血生化有源。临床上，大凡脾胃虚弱者，会不同程度出现月经疾患。

其次，肾藏精，精能生血，血能生精。精有先后天之分，先天之精与生俱存，而后天之精则全靠饮食化生之精以充养、转输，只有先后天之精相互补充、相互为用才能保持天癸旺盛。古有张洁古提出补肾不如补脾之说，实为经验之谈。

再者，冲为血海，始于胞宫，其支络与足阳明胃经会于气街，冲脉隶于阳明，足阳明胃经为多气多血之经，又为水谷之海，水谷盛则冲脉气血盛，血海满盈，则溢而下之，故经充而血足。

由此可见，脾为后天之本，主生化气血，其为经血后天之源。病理上，"二阳之脉发心脾，有不得隐曲，则女子不月"，二阳指的是手阳明大肠经与足阳明胃经。胃为仓廪之官，主纳水谷，忧思善虑，伤及心脾，心不生血，脾失健运，胃不受纳，无以化生水谷精微贯注经脉，血脉遂枯，故月事不以时下。或因恣食生冷，暴饮伤胃，或脾胃久虚，痰湿壅滞经髓，均可使血枯或血闭而致月经不行。故临床上从健脾益气、养血调冲，或从温化痰湿入手，常可获效。

三、经源于肾而生于胞宫

胞宫，又称"女子胞"，是女子特有的器官，属奇恒之腑，既具有脏"藏而不泻"的功能，又具有腑"泻而不藏"的作用。它在肾气、天癸、冲任的作用下，具备贮存经血、孕育胎儿、化生经水、排泄经血的功能。冲、任、督三脉均起于胞宫，分别与足阳明胃、足太阴脾、足少阴肾、足厥阴肝经相会，从而形成一个统一的整体。在上述脏腑经络的共同作用下完成月经藏泻的生理功能，完成月经前期、行经期、月经后期的阴阳气血转化，使月经能定期行与止，这与现代医学月经周期中子宫内膜修复、增生、分泌、脱落等周期性改变相似。陈修圆指出"人身之血海，胞也"，《血证论》指出"血者，阴也，冲任主之，故应癸水，而即输血于胞中，血之应水而下"，说明了胞宫在月经生理中的作用。病理上，"女子风寒在子宫，绝育十年无子"。《诸病源候论》曰："妇人月水不通……风冷邪气客于胞内，伤损冲任之脉……致胞络内绝，血气不通故也。"临床治疗子宫发育不良之闭经、不孕常从补肾养血、温宫理胞入手，选用温补奇经之血肉有情之品，可促进胞宫发育。

综上所述，经者，血也，其由先天之肾精与后天脾胃运化的水谷之精所化，和调于五脏，洒陈于六腑，在脏腑、经络的统一协调作用下，形成了女子独有的生理特征——月经。故肾为月经先天之源，脾为月经后天之源。无源则无流，源流不可截然分割，二者在生理上互相滋生、互相促进，病理上则相互影响。先天不足者，滋其肾阴；后天不足者，补其脾胃。张景岳云："调经之要，贵在补脾胃以资血之源，养肾气以安血之室。"实验研究也证实，补肾药可提高性腺功能，促进卵泡发育成熟。月经的产生由肾气为主导，而经量的恒定、经期的规律受脏腑、气血、经络调节。故在肾气充盛，肾精充足，天癸泌至，冲任通盛的情况下，气血作用于胞宫，使血海满溢，月经方可来潮。

一般而言，脏腑功能正常，肾精脾血充盈，任通冲盛则月事以时下。然胞宫为女子奇恒之腑，具有藏泻经血、孕育胎儿的特殊功能，在月经的生成与排泄过程中，同样起到重要作用。试想如果没有胞宫的特殊功能，冲主血海而司月经就不能实现，纵然肾气冲盛，脾血充足，冲任通畅，六脉平和，体质强壮，仍无行经的可能。故从广义而言，经源于脾肾，由五脏精气所化，但从狭义而言，经生于胞宫而行于胞宫。故曰：经源于肾而生于胞宫。

月经不调的辨证思路

月经是女性生长发育及成熟过程中表现于外的生理现象，是生育力的象征。多数妇女在月经期无明显不适，少数妇女在月经之前或行经初期，可伴有轻微的小腹隐痛，或腰部酸痛，或情绪不稳定等表现，但不影响生活和工作，月经过后便消失，这是正常现象，不必处理。也有少数年轻女子，月经初潮 3～6 个月期间，月经不能正常来潮，或先或后，甚或停闭数月，若无其他全身症状者，待身体发育成熟后，自能恢复正常。在一般情况下，女性月经量及周期是比较恒定的，如果出现月经过频、经量过多，情绪很不稳定，或伴有其他症状等，提示有可能身体内分泌方面出了问题。

正常的月经是"如潮汐，每月一度"，若月经失于常度，则为月经失调。临床主要以月经周期、经期、经色、经量的异常为特征，具体可分为月经先期、月经后期、月经先后无定期、月经过多、月经过少、经期延长、经间期出血等。既可单一出现，也可互相并发，如月经先期、经期延长可合并月经过多；月经过少可合并月经先期或月经先后不定期等，据不完全统计，临床发病率为 10% 左右。若迁延治疗或失治误治，可致贫血、闭经、崩漏、不孕等，严重者可影响妇女身心健康。因月经不调而求助中医者较多，现将本人多年临床治疗体会简述如下。

一、明确病位、病性，辨证与辨病相结合

辨证论治是中医学精华之所在，发生月经不调的原因是多方面

的，有原发病因，有继发因素。原发病因中先天禀赋差异，后天脾胃功能失调、七情过激、肝郁气滞、感受寒湿之邪均可使体内气血紊乱，阴阳失调，冲任不固，月经失常。此外，继发于医源性损伤，如人工流产、药物流产、宫腔操作不当损伤胞宫胞络，或用药失误等均可影响冲任二脉的功能而致月经不调。由于疾病是多种因素综合影响所致，临床必须依靠四诊详细收集资料，从精、气、神、形、舌、脉中分清寒、热、虚、实，以便采取相应的治疗方法。妇女以血为本，经、孕、产、乳以血为用，其病性以虚证为主，虚实夹杂较为多见。从脏腑功能而言，肝藏血而主疏泄，为女子之先天；肾藏精而为水火之脏，肝肾二脏精血相生，为冲任二脉所系；脾主运化，主统血，为气血生化之源，故肝、脾、肾三脏在月经失调发病病机中占重要地位。此外，临床还要注意到辨证与辨病的关系。如月经量多是以行经期血量增多为主症，中医通过辨证施治虽可很快见效，但难以预测、判断其远期效果，故必须结合辨病，分清月经过多是功能失调引起还是器质性改变所致，结合现代医学的检测手段，对功能性、无器质病变的月经量多，可用中药或单方、验方内服，也可结合针灸、心理疏导等方法，大多收到较好的疗效；而因器质改变所致的子宫黏膜下肌瘤、子宫内膜息肉等，其治疗时间较长，有的甚至短期难以取效，此时可中西医疗法并施，中西药互补，必要时还要采用手术治疗。临床根据月经不调的病因、病情、病位、病性的不同可采用多种治疗手段，缩短疗程，提高疗效。

二、坚持整体观念，正确处理整体与局部、妇科与其他科的关系

因各种原因所致的月经失调，可因人的体质强弱、气血虚实、寒热偏颇而有各种表现，局部症状也不尽相同。如经血色淡为血虚，色紫或鲜为血热，但同为虚症，有脾虚、肾虚的不同，气虚、血虚的差异；同为血热，又有肝阴不足、郁久化热和肝肾阴虚、虚火内扰的不

同。经量的多少，也可因体质禀赋不同而异。如禀赋素盛，阳气有余之妇，气有余，便是火，热迫血行，则其量必多；而禀赋素弱之人，气虚血少，其经量亦少。又如月经先期为热，后期为寒，若其人脏腑亏损，冲任不固，月经多先期而至，而患热性病的患者，若血热津伤，经脉干涩，阴血损耗，月经也会迟滞而行。有的患者全身症状有少气懒言，四肢乏力，面色㿠白等虚象，而局部表现为月经过少、色暗夹块，或小腹隐痛，此乃虚中夹实。也有月经量多，色红夹块，检查为子宫肌瘤、子宫内膜异位症者，日久也会出现头晕、心悸气短或五心烦热、口干便结等症状，此乃实中有虚，在活血化瘀的同时要顾护正气。总之，月经不调临证虚实夹杂，寒热交错，外加妇女七情隐曲，情绪多变，要求医者明目详查。而且同一种病证，还可向另一种病证转化。如月经量少可向闭经转化，月经过多可向经期延长、崩漏转化，转化的病证相互之间有一定的联系，或仅是病情程度和阶段不同而已。此外，妇科病与其他科疾病之间还有着密切关系，在发病机制上还有新病与旧病之分。如月经后期量少的患者，除表现为经期错后，量少色淡外，还兼有胃脘隐痛，反酸呃逆，大便溏稀，此时仅着眼于补气补血是不够的，因脾胃虚弱，虚不受补，补血之剂有滞脾碍胃之弊。治之首先要调理脾胃，使胃能受纳，脾气健运，气血生化有源，方能使冲任调和，月事复常。故临床虽有内、外、妇、儿科之分，但既患妇科月经不调，又兼有内科疾患者并不少见。由于人体是一个整体，脏腑、气血、经络不可分割。对月经病的辨证，要遵循中医基础理论，透过现象看本质，整体、全面地辨证，既着眼于妇科，又不限于妇科，才能抓住关键，取得最佳疗效。不可简单将月经不调分为几种类型，对号入座，或单用某种中成药治某病，如此则收不到好的疗效。

三、调经要以肝脾肾为本，治经要治血，治血不忘瘀

调经二字蕴含着"疏解、调养"之意，女性生理有"有余于气，

不足于血"的特点，在调经治血的同时，要注重肝、脾、肾及冲任二脉的调节。由于肝藏血而主疏泄，体阴而用阳，肝阴易亏，肝阳易亢，肝的疏泄功能正常与否，与月经的期、量密切相关。又肝为女子之先天，女子善怀，易虚易郁，势必影响肝的疏泄调达，故疏解调经的重点在于治肝。治肝之法，要结合肝的特点，疏中有养，养中有疏，代表方如逍遥散、一贯煎等。肾藏精而为阴阳之根，水火之脏，精血相生，肝肾同源，其病变有阴虚、阳虚的不同，治疗上有滋养和温补之异。在选方用药上，要注意补阴配阳，补阳配阴，代表方为左归丸、右归丸等。脾居中州而主运化，上输心肺，下达肝肾，外灌四旁，为气血生化之源，脾主统血，以升为健。治疗上应着重益气升阳，代表方为补中益气汤。由于血液是月经的主要组成部分，故经病即血病，治经要治血。而血者喜温而恶寒，寒则涩而不行，温则消而去之，治疗上要从血分的寒热虚实来考虑，防虚、防瘀。如血热所致的月经先期，量多、色红，舌红苔黄脉数者，治用清热凉血之法，代表方为芩连四物汤；如月经后期，量少、色淡，舌淡脉沉细者，则用温宫行血之法，代表方如艾附暖宫丸；因七情过极，肝郁气滞，经行前后乳胀，月经前后不一，量或多或少者，治拟疏肝行气导滞法，代表方为柴胡疏肝散等。但要注意，在运用上述各法时要考虑到血性本温，遇寒则凝的特点，若在治疗中用药不当，易留瘀为患。如血热宜清，应在清热凉血的方剂中选用少量当归、川芎以行血；血虚宜补，宜在补血的方剂中酌加三七、丹参以补中有化瘀；血实宜攻宜破，又应根据热结和寒凝的不同，选用凉开和温开之剂，如桃仁承气汤清热化瘀，少腹逐瘀汤温化瘀积等；肝郁气滞血瘀者，治宜疏肝理气，活血化瘀，方如血府逐瘀汤；月经过多、经期延长的患者，因出血过多需要止血，要选用既能止血又能化瘀之品，如蒲黄炭、山楂炭、三七、茜草，及云南白药等。总之，中医治疗旨在使血气阴阳平衡，冲任调和，脏腑功能正常，如此月经自会正常。

痛 经

妇女经期或经行前后出现周期性小腹疼痛，或痛引腰骶，甚则剧痛昏厥者称之。据统计，50%以上的育龄妇女有痛经史，有10%的女性痛经严重到1～3天无法坚持正常工作。通常疼痛多发生在月经的第1～2天，也有在经前或经后出现腹痛的。疼痛多为阵发性下腹绞痛、坠痛、胀痛，并可放射到腰骶部、大腿内侧及阴道、肛门。有的膜样痛经病人当要排出大块脱落的内膜时，疼痛剧烈，排出后疼痛迅速减轻。严重的痛经可因疼痛剧烈而出现四肢厥冷，面色苍白，甚至虚脱，有的还伴有消化道症状，如恶心呕吐、腹泻，也可出现膀胱、直肠刺激反应症状，如尿频、尿急、肛门坠胀等。本病不是一个独立的疾病，它可由多种因素引起。

一、痛经分类

痛经是一种机体内分泌失调或某些器质性病变引起的症状。目前主要分为以下两种。

1. 原发性痛经

原发性痛经指生殖器官无明显病变，因功能紊乱造成的痛经，又称为功能性痛经，多见于青春期少女、未婚或已婚未育者，这种痛经常在正常分娩后缓解或消失。

原发性痛经常在月经初潮一年后发生，主要由于少女宫颈较紧，或子宫后倾，经血排出困难，于是子宫剧烈收缩排血，造成腹痛；或少女内分泌功能尚不协调，黄体酮分泌过多，或体内前列腺素分泌过高，造成子宫收缩增强而致痛经。此外，有的患者对月经的生理认识不足，对月经来潮过度焦虑、紧张和恐惧，久而久之形成条件反射，一来月经就感到下腹不适和疼痛。

2. 继发性痛经

继发性痛经指生殖器官有器质性病变导致的痛经，又称为器质性痛经。除经期疼痛外，妇检可发现有子宫内膜异位症、子宫腺肌病、宫腔粘连、子宫过于前倾或后屈、宫腔狭窄、宫内异物等。多见于30岁以上的女性，原发病证一旦治愈，痛经即可消除。

（1）**子宫内膜异位症**：即子宫内膜组织长到子宫外的组织内。表现为痛经，且随局部病变加重逐年加剧，疼痛程度与病变程度不成正比，如粘连严重、卵巢囊肿可能无疼痛，而盆腔内散在小病灶却可致剧烈痛经。子宫内膜异位症导致的不孕症发生率为30%～50%，40%易出现自然流产。异位病灶如果位于直肠子宫凹陷，会使子宫粘连后倾固定，性交时碰撞子宫收缩上提可引起性交痛；由于卵巢结构改变或卵巢功能失调可出现月经失调。妇科检查有的患者可触及痛性结节或卵巢囊肿。B超检查可发现卵巢囊肿。

（2）**子宫腺肌病**：子宫内膜组织侵入肌层生长，形成弥漫病变或局部病变的一种良性疾病。过去曾称之为内在性内异症，现已发现二者除均存在异位子宫内膜这一共同特点外，其发病机制和组织发生学均不相同。本病40岁以上多见，临床表现为痛经伴月经量多、经期延长。妇科检查现子宫均匀增大或局限性结节隆起，质硬有压痛。B超检查现子宫增大。

很多人认为，痛经不是什么大病，经期几天挺一挺就过去了，也有人认为未婚女性的痛经，大多生过小孩就好了，事实上这是很不明智的。一般而言，原发性痛经确实在婚后或性生活、生育后大多减轻、自愈，因为引起此类疼痛的主要原因是经血与剥脱的子宫内膜不能顺利从宫颈口排出而导致，一旦分娩后宫口变得松弛，经血与剥脱的子宫内膜容易排出，痛经自然会消失；也有因和谐的性爱活动有助于稳定情绪，改善内分泌功能，从而痛经减轻。但对于子宫过度后倾后屈、发育不良（双角子宫、纵隔子宫等）、子宫内膜异位症、盆腔肿块引起的痛经并不会因为结婚生子而减轻。因此，痛经最好应及早到医院就诊，经医生全面检查，对因施治。况且能早期发现和治疗引起痛经的疾病，才能有效治疗痛经，同时也是结婚和生育的需要。若出现以下情况，应赶紧就诊：①年龄超过 25 岁，或已婚生子后痛经剧烈，不经治疗难以忍受者；②痛经逐渐加重，检查子宫有其他疾患者；③月经量多，伴疼痛剧烈者。

二、痛经临床分级

轻度：经期或经期前后小腹疼痛明显，伴腰疼，但能坚持工作，无全身症状，有时需服止痛药。

中度：经期或经期前后小腹疼痛难忍，伴腰酸、头晕目眩、恶心呕吐、四肢发凉，用止痛药或止痛措施可使疼痛暂缓。

重度：经期或经期前后小腹疼痛难忍，坐卧不宁，严重影响工作和生活，须卧床休息，常伴腰酸痛、头晕目眩、面色苍白、冷汗淋漓、四肢厥冷、呕吐腹泻，或肛门坠胀，采用止痛措施无明显缓解。

三、病因病机

与外感六淫、内伤七情，起居不慎，经产不洁，多产房劳等原因及素体虚弱及经期、经行前后特殊生理变化有关。

那么，痛经为何伴月经周期发作呢？中医认为，妇女月经期及经期前后，血海由满盈到溢泻，冲任气血较平时变化急骤，易受各种致病因素影响，病邪乘虚侵袭，导致冲任、胞宫气血运行不畅，"不通则痛"；或致冲任、胞宫失于濡养，"不荣则痛"。其病因有三：

1. 原发病因

外感六淫，尤以寒、热、湿邪多见。寒邪可分为外寒与内寒。因经期冒雨涉水，或贪食生冷过度，或久居阴湿之地，风冷寒湿客于冲任、胞宫，致冲任、胞宫气血凝滞，此为外寒；素体阳虚，冲任、胞宫失于温煦，寒凝血脉，气血凝滞，不通则痛，此为内寒。素体湿热内蕴，经期产后摄生不慎，感受湿热之邪，湿热瘀蕴结胞宫，阻滞气血，不通则痛。

内伤七情，抑郁伤肝，肝郁气滞，瘀血阻滞冲任、胞宫，经血不畅。

饮食不节，过食生冷，损伤脾阳，或过食肥甘厚腻、辛辣煎炒，湿热内蕴，阻滞气血，不通则痛。

禀赋素弱，肝肾本虚，或多产房劳，损伤肝肾，致冲任、胞宫失于濡养，"不荣则痛"；或腹腔、子宫手术，损伤冲任，瘀血内生。

2. 继发病因

上述种种因素所形成的瘀血、痰湿等病理产物均可瘀阻冲任、胞宫、胞脉，导致经血排泄不利而出现痛经。

3. 诱发因素

起居不慎，感受寒、湿、热邪；情绪焦虑、紧张、恐惧、烦劳过度，均可诱发或加重本病。

本病病位在冲任、胞宫，变化在气血。非经期冲任气血平和，致病因素未能诱发本病，月经期血海由满盈而溢泻，气血盛实而骤虚，冲任气血变化急骤，致病因素乘时而作，导致痛经。

四、临证思路

1. 抓主症

经行小腹疼痛，伴月经周期规律性发作，或有不孕、盆腔炎、宫腔手术史。

腹痛发生在行经第 1～2 天或经行前后，呈阵发性痉挛或胀痛下坠感，可引起全腹或腰骶部、外阴、肛门坠胀，可伴发恶心、呕吐、腹泻、头晕、乏力等症状，严重可出现面色苍白、出冷汗、四肢发凉等晕厥现象，疼痛程度轻重不一，但体格检查一般无急腹症表现（腹肌紧张、压痛、反跳痛）。

妇科检查：原发性痛经一般无阳性体征；继发性痛经可检查出子宫增大、附件增厚或盆腔有粘连、痛性结节、卵巢囊肿等。

2. 辨病位

结合痛经发生的时间、性质、部位及疼痛程度及月经期、量、色、质及舌脉、体质及发病诱因，辨其寒、热、虚、实。如疼痛以小腹为主者，病位多在肾与冲任；疼痛以少腹为主者，病位多在肝；疼痛以上腹或全腹为主者，病位多在脾。

3. 定病性

一般来说，寒证疼痛为绞痛、冷痛，得热痛减；热证疼痛多为灼痛，得热痛增；虚证为经后痛、隐痛，疼痛喜按；实证为经前、经期痛，剧痛、刺痛，疼痛拒按；气滞为胀甚于痛；瘀堵为刺痛，痛甚于胀，块出痛减。

4. 辨病与辨证相结合

原发性痛经，多见于少女及已婚未产女性，妇检常无阳性体征；继发性痛经多见于子宫内膜异位症、子宫腺肌病、盆腔炎性疾病后遗症。要注意与发生在经期或经期加重的内、外、妇科有腹痛症状的疾病相鉴别，如急性阑尾炎、卵巢囊肿蒂扭转、异位妊娠、流产等。

五、辨证施治

本病治疗原则是：疼痛发作时调血止痛以治其标，平时辨证求因以治本。实证痛经经前 5 ~ 10 天开始服药，以疏通气血为主，行气化瘀，使气血通畅，通则不痛；虚症痛经行经末期和经后 3 ~ 7 天治疗，以养血益精为主，使胞宫得养，荣则不痛。治疗以 3 个月经周期为一疗程。

1. 气滞血瘀

常见素体抑郁，七情过激，肝气郁滞，气滞血瘀，经血运行不畅。症见经期或经前小腹胀痛拒按或乳房胀痛，月经量少，行而不畅，色暗夹块，舌紫暗，或夹瘀点，脉弦。治宜理气行滞，化瘀止痛。代表方为膈下逐瘀汤。药用桃仁、红花、当归、川芎、赤芍、丹皮、枳壳、乌药、延胡索、益母草、三七、香附、路路通等。

2. 寒凝胞中

因经期冒雨涉水，游泳，或经期贪食生冷，或过于贪凉，久居湿地，使寒湿客于下焦冲任，致经血凝滞不畅，或因素体阳虚，阴寒内盛，冲任虚寒，致经血行而不畅而痛。症见经行小腹冷痛，得热则舒，月经量少，色暗夹块，形寒肢冷，小便清长，苔白，脉沉紧。治宜温经散寒除湿，化瘀止痛。代表方为少腹逐瘀汤。药用附子（先煎）、肉桂、小茴香、当归、川芎、赤芍、五灵脂、生蒲黄、没药、益母草、莪术、枳壳、炙甘草等。

3. 湿热瘀阻

素体肥胖，加之过食肥甘厚腻，湿热内蕴，流注冲任，阻滞气血，或于经期产后（包括流产后）感受湿热之邪，邪热稽留冲任，或蕴结胞中，湿热与经血搏结，瘀滞不畅。症见经前或经期小腹灼热胀痛、拒按，经血暗红，质稠夹块，平素带多色黄，小便黄，舌红苔黄腻，脉滑数。治宜清热除湿，化瘀止痛。代表方药为桃红四物汤加红藤、败酱草、薏苡仁、丹皮、延胡索、川楝子等。

4. 气血虚弱，肝肾亏损

脾胃素虚，化源不足，或大病久病气血亏损，血海空虚；禀赋不足，肝肾亏虚；多产房劳，损及肝肾，经亏血少，冲任不足，胞脉失养。症见经期或经后小腹隐痛，喜按或小腹空坠，月经量少、色淡、质稀。面色无华，头晕心悸，神疲乏力，舌淡，脉沉细无力。治宜补养肝肾，益气养血，缓急止痛。代表方为圣愈汤加味。药用党参、白术、黄芪、当归、川芎、熟地、白芍、枸杞子、杜仲、菟丝子、鸡血藤、丹参、香附、延胡索等。

本证为虚性痛经，体虚为本，经痛为标，平时应根据气、血、阴、阳虚之不同而补之，使身体强壮，痛经逐渐减轻。

综上所述，痛经是妇科临床常见病、多发病。俗话说"不通则痛""痛则不通"，妇女以血为本，以气为用，女性生理经、孕、产、乳皆离不开血，若气血流畅，则五脏安和，冲任通盛，经孕正常；若气滞血瘀则可导致冲任不畅，胞宫受阻引发诸多妇科疾病。从理气活血入手，虚则补之，瘀则通之，为治疗本病的大法。

国医大师班秀文教授治疗原发性痛经的用药特色

国医大师班秀文教授从医 70 年，精研经典，谙熟各家学说，并将之融会贯通，擅治妇科疑难杂症，对痛经的治疗积累了丰富的经验，并有独到的见解，用药精专，施方恰当。编者有幸参与其学术思想的整理和研究，受益匪浅，现将班老治疗原发性痛经的验案文献整理归纳，浅析其用药特色如下。

一、斟酌病因病机，恰当遣方用药

原发性痛经是指月经来潮前后或行经期间出现小腹疼痛，且程度较重，影响工作和生活。治病必求于本，疾病发生的原因错综复杂，而妇科病变主要以肝、脾、肾三脏的功能失调为主，治疗须从整体出发，审证求因，有的放矢。

肾藏真阴而寓于元阳，为"先天之本"，"五脏之伤，穷必及肾"，不论病因起于何脏，肾在发病中始终处于主导地位。冲任隶属于肾，胞宫系于肾，但局部症状往往以下焦和胞宫症状为主。《女科经纶》有"调经莫如养血，而养血莫如滋水养火"之说，例如经行量少而色淡，经后少腹、小腹绵绵而痛，腰膝酸软，舌质淡，脉细弱者，此为肝肾不足，经后血海空虚，不能濡养筋脉之故，治疗应着眼于肾，促经水之生化，濡养筋脉，疏肝补肾，则经痛自除。班老遣方常用《傅青主女科》之调肝汤（当归、白芍、淮山药、山茱萸、阿胶、巴戟天、甘草），益肾柔肝并用，酌加川断、杜仲、小茴香之类，既补肝肾之阴，又疏肝肾之气，药能对症，其病自愈。

辨证论治为中医之精华。班老认为痛经多与月经不调、带下病并见，在治疗过程中，必须注意其兼症之轻重缓急，对由寒湿引起痛经、带下病者，宜通过治带以治经，如肥胖之体，平时带下量多，色白质稀，以致痰湿阻滞胞宫，经行不畅而少、小腹胀疼，用疏肝行气，健脾化湿之法而收到治带又及经之效果，常用当归芍药散（当归、川芎、茯苓、泽泻、赤芍、白术）加减。又如保产无忧散（当归、炒黑荆芥穗、川芎、艾叶、枳壳、黄芪、菟丝子、厚朴、羌活、贝母、白芍、生姜、甘草）原为临产催生之剂，非为治经之方，程钟龄在《医学心悟》对本方方解中有："腹皮紧窄，气血裹其胞胎，最难转动，此方用撑法焉。"班老从患者妇科检查的初步诊断"宫口狭窄症"中得到启发，仿其撑动之功，用本方以撑动宫口而通血脉，疗效霍然。

二、三因制宜，用药精专

1. 因地制宜，善用壮族医药

班秀文教授出生在广西隆安县一个民间壮医之家，有感于壮族山区妇女劳作辛苦，生活艰难，却常患经、带、胎、产之疾。他因地制宜，充分利用壮乡丰富的新鲜草药和动物药资源治疗疾病，如以山羊肉、麻雀肉、鲜嫩的益母草、黑豆相互配合作饮食治疗，鲜嫩益母草能补血活血，黑豆补肾暖宫，可以治疗妇科疾患；而三七治疗内外损伤、瘀血停留所致的痛经等病症疗效显著。

又如鸡血藤，性味苦、甘、温，善治血病，补中有行，《本草纲目拾遗》记载："壮筋骨，已酸痛，治老人气血虚弱，手足麻木，瘫瘕等；男子虚损，不能生育，及遗精、白浊；妇女经血不调，赤白带下；妇女干劳及子宫寒冷，不受胎"。过去壮族百姓经长期实践，认为久服鸡血藤可治疗贫血、血虚肢麻，而班老认为鸡血藤能调理冲任，补血行血，尤适用于各种妇科疾病，因此常用之。如治一位20岁未婚女，患者经期提前，经量多，色暗红，夹紫块，经前、经行期间少腹、小腹及腰脊胀痛剧烈，按之不减，平素带下量多，色黄白，质稠，臭秽，阴痒，肢倦乏力，嗜睡，苔白厚，舌边尖有瘀点，脉虚缓。此病为湿瘀带下之痛经。《血证论》指出"凡血症，总以祛瘀为要"，治以调肝补血，健脾渗湿，佐以解毒止痒。方以当归芍药散为主，用鸡血藤补中有行，攻不伤正，配与土茯苓，性味甘淡平，清热祛湿解毒，益母草直入冲任二脉，凉血祛瘀，与莪术、小茴香、凌霄花、白鲜皮共奏利湿祛瘀止痛之功。

2. 因人制宜，巧用花类药

花类药凝结天地之精华，药性平和轻盈，尤适合女性娇嫩的体质使用。班老认为，肝为女子之先天，体阴而用阳，藏血而主疏泄，性喜升发条达，且冲任之脉皆系于肝，而诸花皆升，为轻清发散之品，悦肝醒脾，对冲任失调，肝郁气滞所致之痛经有"虽不化瘀瘀自去"之功。如一已婚27岁女性，月经周期推迟十余天，经前数天出现乳房胀痛，性急易怒，腹部隐痛，经行第一天小腹剧痛阵作，疼痛拒按，经量中，色暗红，夹血块，平素带下一般，面部痤疮反复发作，舌质淡红，尖有瘀点，苔薄白，脉细弦。证属肝郁气滞，血行不畅。方用素馨花、凌霄花、当归、赤芍、云茯苓、仙灵脾、仙茅、莪术、益母草等，连服7剂后经行，5天干净，乳痛、腹痛缓解。守方用香附、玫瑰花、鸡血藤、丹参等药物加减出入调理2个月，经水如期，面部痤疮明显减少。方中素馨花辛平，对素体阴虚火旺者，用之代柴胡既有疏肝解郁之功，又无苦寒劫阴之弊；玫瑰花味甘而微温，香气浓烈，补中有行，可疏肝行气活血，而气滞血瘀所致痛经、闭经者，常用红花、月季花、桃仁、牛膝、王不留行与柴胡疏肝散等配伍应用。取两花色红入血，甘温通利，辛开苦降，化瘀止痛调经。但服用花类药贵在坚持，正如《本草新编》所云："气味清轻，功亦甚缓，必宜久服始效，不可贵以近功。"

3. 标本兼治，因时制宜

对于痛经，班老在遣方用药时，认为通行之品不是辛温香燥，便是行血破血，若对通法使用不当，反而损伤气血，影响疗效。他主张用药以中和为贵，防其偏性。如血热，则用性味甘凉的鲜荷叶、鲜茅根之类清热凉血；如血瘀，则用甘辛微温之鸡血藤、益母草、苏木等温化消瘀；如气滞，则用辛平芳香清淡之素馨花、佛手花、甘松等疏肝理气；如虚寒，则用甘温益气之品如北芪、党参、桂圆肉等温化补气。如一25岁已婚女，经行腹痛2年，经量稍多，经色暗红，有瘀块。一诊经前3～5天开始少腹、小腹疼痛，经行腹痛加剧，以刺痛、胀痛为主，块下痛减，痛甚时伴汗出，胸闷欲吐。平素带下正常，夜寐欠佳，舌质淡红，苔薄白，脉细。证属气血瘀滞之痛经，治以活血化瘀，行气止痛，方用当归芍药散加玫瑰花、延胡索、路路通、刘寄奴。二诊经行，经量中等，色暗红，血块少，少腹微痛，腰部稍酸胀，夜尿稍频，舌淡红，苔薄白，脉细，在原方基础上加益母草、红花、小茴香。三诊经净，夜寐梦多，舌淡红，苔薄白，脉细缓，继以归芍异功散加减善后。班老认为季节气候对人体气血阴阳的影响有偏于表里的不同，病例中患者发病节气为夏至，属于温热之时，阳气浮于外，不主张用过于寒凉之剂，宜适当加入辛温之品当佐药，避免伐伤阳气。班老还主张经前、经中、经后，分段调治，经前一周，在治本的基础上，兼以治标，经前防痛以活血为主，四物汤中白芍、赤芍同用，配以莪术、苏木、元胡活血，香附行气，气行则血行。月经中期则侧重治本，治痛以调和气血为主，以祛除病因，四物汤中川芎减量，防其辛散过度，加益母草、鸡血藤、丹参等，养血调经，和血止痛。经行之后，气血亏虚，胞脉冲任失养，四物汤加党参、黄芪健脾益气，气生则血旺，则无瘀滞之患。

痛经案

王女士，24岁，两年前外出务工时被暴雨淋湿，当时正值行经期，月经突然停止，此后每逢经期即出现小腹疼痛，从月经开始持续到月经干净后才有所缓解，有时疼痛还会放射到外阴、肛门或大腿，严重时伴呕吐。除经期小腹疼痛外，还出现月经推迟，以往30天左右来一次月经，变成40～50天左右才来一次。因不好意思到妇科就诊，而且听有人说结婚以后就不痛了，所以王女士一直忍着，每次经期疼痛忍受不了时就服用去痛片，开始还能止痛，到后来服药也止不住疼痛。一天，王女士在工作中，突然晕厥在地，工友们急忙把她送到了我的诊室。经询问才知道王女士正值月经第二天，小腹剧痛，四肢厥冷，面色苍白，月经量少色暗淡，夹有血块，舌质淡，边有瘀斑，苔薄白，脉弦紧。自诉曾经在单位体检时，B超检查未发现异常。四诊合参，诊断为痛经（寒凝血瘀）。治以温宫散寒，活血行气止痛。方药：当归10g，川芎6g，赤芍10g，生蒲黄15g（包煎），五灵脂10g，吴茱萸5g，延胡索10g，肉桂6g（后下），小茴香6g，香附10g，没药10g，益母草15g，炙甘草6g，水煎服。此外，用热水袋热敷小腹部。用药3剂后疼痛缓解。二诊时在原方基础上去五灵脂、生蒲黄、没药，加鹿角霜15g，黄芪15g，3剂后月经干净，继用归芍地黄汤、四物汤加减善后，并嘱其用中成药附桂八味丸和乌鸡白凤丸交替服用，每次月经将来时到医院服用活血化瘀、温宫散寒、行气止痛的方药5剂水煎服。如此治疗了三个月，王女士月经终于恢复正常，经期腹痛消失。

女性在月经期或月经期前后出现小腹疼痛，或痛引腰骶，甚至剧痛晕厥者，称为痛经，亦称为经行腹痛。本病的临床表现主要为一个"痛"字，从中医理论而言，主要是气血运行不畅或胞宫失养所致，即"不通则痛"或"不荣则痛"。气为血之帅，血为气之母，外感六淫或内伤七情均可引起经脉阻滞，血行不畅；或因脏器虚损，血海亏虚，气血运行乏力，经脉失养，不荣而痛。人体是一个整体，临床上还要根据患者疼痛的时间、性质、部位和年龄来审证求因，辨别虚实。一般来说，经前、经中刺痛、胀痛并见，经血紫黑夹血块者，多为气滞血瘀之实证；经后绵绵而痛，经血色淡质稀者，多为气虚、血虚之虚证。剧痛而拒按属实；隐痛而喜按为虚。绞痛、冷痛、得温痛减者属寒；胀痛、灼痛、得热加重者属热。从疼痛部位上来区分，痛在两侧少腹属肝；痛在中间小腹属肾。从年龄来说，少女肾气初盛，冲任功能尚未协调，多为虚痛，也可因对月经认识不足，精神紧张，表现为气滞痛经；婚后妇女，因房事、产乳等原因易损伤气血，导致肝肾不足，冲任失调，邪侵胞宫，易导致月经紊乱，气血失调，此时发生痛经还要配合 B 超检查子宫是否存在异常。

　　针对痛经或为气血运行不畅，或为经脉失养的机理，治疗上以畅通气血为主，寒证温而通之，热证清而通之，虚证补而通之，实证泻而通之，皆在使气血调和，经血畅通，其痛自止。

　　治疗痛经的关键，在于适时服药，根据月经的周期性变化，采取不同的治疗方法。一般要坚持服药 3 个月左右（即三个月经周期）以调理气血，恢复内脏机能。例如在月经前出现胸闷、乳房胀痛者，应在经前就服用疏肝理气的中药，使肝气调达，气血流畅，不仅可使痛经缓解，还能使月经"如约而至"；如果是月经来潮 1～2 天腹痛剧烈者，应在月经来潮前一周就开始服用活血化瘀的中药方剂，使瘀滞消散，气血调和；因虚而痛者，如气虚、血虚、肝肾冲任虚损者，均应在平时服药调理，使气血充盛，胞宫得养，如此调治，能使得气血平和，行经时经血畅通无阻，再无痛经之虞。如王女士之案，乃正值经期时淋雨受寒，寒邪客入胞宫，血气凝涩，不通则痛，故出现月经骤停，经行腹痛，治法以温经散寒，活血化瘀止痛。方用少腹逐瘀汤加减，方中用小茴香、肉桂、吴茱萸温经散寒，五灵脂、生蒲黄化瘀止血止痛，当归、川芎、赤芍、延胡索、香附、没药行气活血止痛，诸方针对痛经之主证，采用温而通之，行而通之之法。嗣后，月经后用中药丸剂以治本，月经前用汤剂治标，如此标本同治，使瘀散血调，痛经得愈。

崩漏常见兼症及其处理

崩漏病因较多，病机复杂，均以大量失血为症，而妇女以血为本，以血为用，由于久崩失血而至气虚、阴损、阳脱、五脏受累，可出现眩晕、心悸、腰痛、带下诸症。在治疗上，应重视补血益气，调和阴阳，从调理肝、脾、肾三脏入手，以促进气血恢复。

一、眩晕、头痛

本症常出现于崩漏失血过程中或失血后，有的可伴有肢体麻木。其本为血虚，其标为风、火、痰、瘀，与肝、脾、肾三脏有关。盖肝藏血而主疏泄，其脉与督脉会于巅顶。血虚肝血不足，清阳不升，脑海失养；或因肾虚亏损，水不涵木，肝阳上亢，化火生风，而致眩晕、头痛。脾统血而主运化，血虚则脾失所养，运化失职，致使气血化源不足，则血虚难复，清窍失养；或脾湿蕴久，化热生痰，痰浊上壅清窍而眩晕、呕吐。肾藏精生髓通于脑，阴血亏损，髓海不足，则眩晕耳鸣。故崩漏兼头晕耳鸣，视力模糊，腰酸足软，夜难入寐，舌尖边红、苔薄黄，脉弦细者，为肝肾阴虚，虚火上扰所致，治可用八仙长寿饮或杞菊地黄汤加白蒺藜、桑叶、当归、白芍；症见血止后头晕目眩，面色苍白，四肢麻木，心悸乏力，舌淡苔白，脉虚细者，此乃气血亏虚所致，用当归补血汤或圣愈汤加蔓荆子、荆芥、防风治之；症见头晕头痛，游走不定，耳鸣或脑后麻胀，入夜加重，影响入眠者，此乃血虚生风，用四物汤加蝉衣、藁本、白蒺藜、红花、全蝎等养血化瘀搜风；症见眩晕欲呕，胸闷，纳食不馨，或汗出欲仆，舌淡红、苔白腻、脉细者，此乃痰湿中阻，清窍失养，常用苓桂术甘汤加鸡血藤、丹参、白蒺藜治之，但临症亦有诸型夹杂出现者。

如治孙某，半年来月经紊乱，时而暴崩，时而漏下淋漓，眩晕发作 2 次，每次发作自觉天旋地转，胸闷欲呕，持续半天后逐渐缓解。两天前眩晕小作，胸闷欲吐，舌淡、苔薄白腻，脉虚细，首拟温中化饮法，药用：茯苓、白术各 30g，鸡血藤 20g，当归、桂枝、炙甘草各 10g，水煎服。服药 3 剂后眩晕未作，继予归芍地黄汤加减调理。

二、心悸、不寐

心主血而为君主之官，崩漏失血过多，既可耗伤心血，又能影响脾胃运化，使血液生化无源。血不养心，则神不守舍，或血虚阴亏，心阳浮越，而致心神不宁、失眠多梦、健忘和悸烦不安；血虚及气，心气不足，则脉涩不畅或结代，面色不华。治此宜以养心血（阴）、益心气（阳）为主，少佐镇潜安神之品。症见崩漏量少淋漓，色鲜红，伴心悸心烦、失眠盗汗，舌尖红、苔薄黄，脉细或数者，可用生脉饮合增液汤加茯神、炒枣仁、夜交藤治之，以益气养阴，宁心安神；症见失血后惊悸怔忡，夜难入寐，或寐则噩梦纷扰，头晕自汗者，此乃血气亏损，心阳虚不能交阴，阴亏不能潜阳，心神浮越，治可用桂枝加龙骨牡蛎汤调理阴阳，调和气血，安神定志；症见头晕神疲，夜难入寐，时而胸闷心悸、纳呆，苔薄腻者，此乃失血后脾虚清阳不升，浊阴不降，宜用异功散加补骨脂、珍珠母、生龙骨、远志、合欢花治之。

曾治一老妇，崩止后心烦口干，难寐多梦，形瘦纳呆，舌光红、苔薄黄，治宜益气养阴，宁心安神，方用生脉饮加酸枣仁、百合、苏木各 10g，玄参、丹参各 15g，夜交藤、浮小麦各 20g，炙甘草 6g 治之，药 3 剂后夜寐安。该方补而不腻，其中苏木、丹参入血分，心主血，治血即治心也。

三、腰痛、浮肿

肾藏精而主骨主水，腰为肾之外府；肝藏血而主筋，脾统血而主运化水湿。崩漏失血过多，肾精亏损，外府失养则腰痛，肾阴虚则肝木失养，不能输转气机，三焦受阻，或肾阳虚则脾阳失于温煦而运化乏力，水湿内停，或肾气虚水液不能蒸化，均可致头面或下肢浮肿；亦有因肝脾肾虚，寒湿之邪乘虚外侵，与离经之血相互搏结，致经络受阻，血行不畅，"血不利而为水"，水血互结而致浮肿者。治此宜局部症状与全身症状相结合，分清虚实，辨证施治，不可见水治水，见痛止痛。症见血止后颜面及下肢浮肿，晨起尤甚，心悸，纳差，便溏者，治从脾肺，常用归芍异功散加黄芪、连翘、苏叶、荆芥治之；症见漏下淋漓，夹有瘀块，腰痛浮肿以下肢明显，时肿时消者，此为瘀血阻络，水湿运化受阻，可用当归芍药散加北芪、木瓜、苡仁、补骨脂、益母草治之，水血兼治。症见腰痛如折，卧后不减，夜尿频频，面白形寒，足踝浮肿者，此乃脾肾阳虚，治宜温肾健脾，方用附子汤或乌头汤加防风、泽兰、益母草治之。治因崩漏所致的腰痛浮肿，在治疗过程，不论实证、虚证，都要在辨证的基础上加理血药，如当归、川芎、鸡血藤、丹参和既化瘀又利湿之品如益母草、泽兰、救必应、马鞭草等。此外，还要注意利水不可过于峻利，以淡渗为佳，以免阴血再伤。

曾治孙某，因经行月余淋漓数天干净，继出现左下肢浮肿，疼痛，步履艰难，曾服行气利水药十余剂后疼痛减轻，但浮肿依然。查其左足胫至左大腿根部泛肿，按之应手而起，皮肤潮红、灼热、色素沉着，舌淡红、苔薄白，脉沉细。证属瘀血阻滞，气机不畅，治拟活血利水，益气通络，药用黄芪 30g，鸡血藤 20g，丹参 15g，防己、茯苓、木瓜、益母草、当归各 10g，红花 3g，药 3 剂时左下肢浮肿明显减轻，守方加凌霄花、黄柏、苍术等药出入，7 剂后病瘥。

四、湿瘀带下

在崩漏治疗过程中或崩漏愈后常出现带下增多或赤白带下，伴倦怠乏力，腰酸胀等，此乃经病及带所致。盖冲主血海，任主诸阴，督统诸脉，三脉一源三岐，均起于胞中，而带脉起于少腹侧季肋端，环身一周，约束诸脉，故冲、任、督三脉与带脉相通相济，任督病可致带脉病，带脉病可致任督病，从而出现经带并病。此外，叶天士尚有"八脉隶肝肾"之说，崩漏病者，多为肝肾亏损，冲任不固，经血泛滥，由于出血过多，日久可致阴损及阳，督脉虚衰，带脉失约，轻者赤白带下，重者精反为浊，白滑之物下流不止，故古有"白崩"之载。亦有因湿热熏蒸，壅滞于胞宫，既可致水精不化，湿浊下流，带脉失约之绵绵带下，又可损伤冲任，使经行紊乱。又经者，血也；带者，湿也，治疗上要治经不忘瘀，治带不忘湿，湿瘀并治。症见赤带淋漓不断者，治可用益气健脾，止带摄血法，方用异功散或举元煎合乌贼骨芦茹丸加仙鹤草、小蓟、益母草治之；若带下如水，量多不臭，腰痛肢肿者，用附桂八味丸或附子汤合缩泉丸治之，温肾固涩，治湿及泉；阴虚血热，湿热交蒸致带下黄浊臭秽，阴道辣痛者常用归芍四妙散加紫草、败酱草、马鞭草、连翘等，从带治经，经带并治。但临床症状不一，虚中有实，实中有虚，在于医者灵活辨证施治。

如治梁某，放环后月经紊乱，经量较多，经后淋漓不断，赤白相兼，偶有阴痒，赤带常持续至下月经行。伴心烦失眠，腰胀不适，舌红、苔薄白，脉细。证属阴虚血热，冲任失调，带脉失约，治宜滋阴凉血，固摄任带。药用：墨旱莲 20g，女贞子、芡实、益母草各 10g，煅龙骨、煅牡蛎各 20g，炙甘草 6g，服药后经量略减，但经净后赤白又现，但量较前减少，时有时无，伴左肋刺痛，纳差便溏，舌淡红、苔薄黄，脉细，转用柔肝健脾，调理冲任法。药用黄精、淮山药各15g，柴胡6g，当归、白芍、麦冬、海桐皮、牛膝各10g，4剂，水煎服。药后复诊，经后赤白带下消失。

室女崩漏

崩漏为妇科危重疑难病之一，轻者危害妇女健康，影响日常生活，重者可危及生命。本病名首见《内经》。如《素问·阴阳别论》指出"阴虚阳搏谓之崩"，即王冰所释的"阴脉不足，阳脉盛搏，则内崩而血流下"，可见，崩泛指妇科阴道异常出血。后世《诸病源候论》认为"突然暴下，谓之崩中"，"非时而下，淋漓不断谓之漏下"。本病除包括严重的月经病变外，还泛指妇女阴道的异常出血。其病因多端，病机复杂。一般把出血量多、来势骤急、势如山崩者称之为"崩中"，出血量少、来势缓慢、淋漓不绝者称之为"漏下"。崩与漏，仅出血的缓急轻重和发病阶段不同，根据临床所见，崩与漏常互为因果，既有先患崩继成漏者，亦有先患漏突成崩者，以及崩漏交作，阴道出血，其血色时红时淡，或伴腰痛、头晕、心悸、烦躁失眠、纳差乏力等虚实寒热错杂之证。本病以青春期、更年期或大小产后尤为多见。

曾治容某，女，20岁，桂林工学院南宁分院在读学生，2002年9月3日初诊。月经紊乱已4年。自诉原月经正常，自来南宁读大学后出现月经紊乱，最初为月经周期推迟，从原来的30天左右1行变成45～60天1行，有时还出现月经量增多，是正常量的2～3倍，且行经时间从原来的5天变成10～20天。1998年在医科大学就诊时曾用雌激素周期治疗，月经情况好转3个月，但因服用西药感到头晕、胸闷、恶心而停药。停药后又出现月经紊乱，时而后期，时而量多，持续月余。就诊前两个月因阴道流血量多，治疗无效而住院治疗，诊为青春期功能失调性子宫出血，经服用激素后血止。现仍然服用已稀雌酚片，每天 1 片，每日 2 次。末次月经为 2002 年 8 月 17 日。诊时见该女形体纤弱，面色苍白，声低语怯，除头晕乏力外无其他不适，舌淡红，苔薄白，脉弦数。B 超检查子宫附件未见异常。中医诊断为崩漏（气阴两虚，冲任不固）。治拟益气养阴，固冲调经，方用举元煎合二地汤加减。药用：党参 30g，淮山药 15g，何首乌 15g，枸杞子 10g，生地黄 15g，地骨皮 15g，玄参 15g，阿胶 10g（烊化），白芍 10g，麦冬 10g，炙甘草 6g，15 剂，水煎服。

二诊（9 月 17 日）：服用上方后头晕乏力改善，舌尖红，苔薄白，脉弦数。今日停用西药已稀雌酚片，陪同其前来看病的父亲非常紧张，担心她再次大出血，要求我"下猛药"。为防其停用雌激素后出血过多，治在原方基础上酌加凉血敛血之品：党参 30g，女贞子 10g，旱莲草 15g，牡丹皮 10g，地骨皮 15g，生地黄 15g，当归 10g，白芍 10g，鹿角霜 10g，紫珠草 15g，仙鹤草 15g，茜草 15g，小蓟 15g，炙甘草 6g，3 剂，水煎服。

三诊（9 月 23 日）：9 月 20 号行经，量中等，无腹痛及其他不适，今天经量已明显减少，陪同其前来看病的父亲脸上流露出舒心的笑容。治疗以益气固冲为要，防其明火虽息，炭火仍存。药用：党参 30g，白术 10g，黄芪 30g，升麻 3g，阿胶 10（烊化），煅牡蛎 30g，贯众炭 10g，芡实 20g，益母草 10g，炙甘草 6g，4 剂，水煎服。

四诊（9 月 27 日）：药已。本次经行 5 天干净。现精神较前好，饮食二便正常，舌淡红，苔薄白，脉细缓。治宜滋肾养阴，调补冲任，用六味地黄汤加减：熟地黄 15g，淮山药 15g，山茱萸 10g，太子参 15g，北沙参 10g，麦冬 10g，菟丝子 20g，枸杞子 10g，覆盆子 10g，牡丹皮 6g，茯苓 6g，泽泻 6g，炙甘草 6g，10 剂，水煎服。

五诊（10 月 21 日）：10 月 17 日经行，经量稍多，伴小腹隐痛，舌淡红，苔薄白，脉细略数。用二地合二至汤加味：生地黄 15g，地骨皮 15g，玄参 15g，阿胶 10g（烊化），白芍 10g，麦冬 10g，女贞子 10g，旱莲草 15g，小蓟 15g，紫珠草 15g，茜草 15g，煅牡蛎 30g，炙甘草 6g，4 剂，水煎服。

六诊（11 月 25 日）： 月经逾期 8 天未行，曾服柴胡疏肝散及桃红四物汤加减出入，今日已行经，量少，小腹微痛，舌淡红，苔薄白，脉细。治以养血调经，佐温经化瘀止痛。药用：鸡血藤 20g，丹参 15g，当归 10g，川芎 6g，白芍 10g，熟地黄 15g，艾叶 6g，肉桂 5g（后下），乌药 10g，山楂炭 10g，益母草 10g，炙甘草 6g，3 剂，水煎服。

七诊（2003 年 3 月 6 日）： 近 3 个月来月经基本正常，经期服用举元煎加三七、仙鹤草、益母草、茜草、蒲黄炭等药，非经期则用五子补肾汤加减，药用菟丝子、枸杞子、覆盆子、五味子、党参、淮山药、杜仲、何首乌、大枣、鸡血藤等加减，坚持用中药治疗，1 月 9 日、2 月 3 日经行，色量尚可，舌淡红，苔薄微黄，脉弦滑，继与归芍地黄汤加减善后调理。

按： 本案从 16 岁开始出现月经紊乱，月经周期不规则，经量时多时少，时而淋漓不止，时而暴崩而下，病情迁延日久，已有贫血之貌。治疗崩漏，古今医家大多遵循"急则治其标，缓则治其本"的原则，故治疗时以止血为首务。但止血并非专事收涩，必须审因论治。初诊辨证为气阴两虚，冲任不固，故治疗原则为益气养阴，固冲调经。方中党参益气固冲为主药；因患者出血过多，已有阴血亏虚，虚火内扰，迫血妄行之患，故用滋阴清热，凉血止血的二地汤加减以辅助。二诊时防其停用雌激素后出血过多，在上法的基础上运用了凉血止血之紫珠草、仙鹤草、茜草、小蓟、旱莲草等，止中有化，使血止而不留瘀。室女崩漏，其病机多为肾气初盛，发育未全，其出现阴道不规则出血，实由肾气未充，冲任不固所致，其所以无明显自觉症状者，是因尚未影响到其他脏腑功能。治疗上要以补肾为主，平补阴阳。在崩漏出血较少或停止的情况下，本着"治病必求其本"的精神，从调理脾肾着手，健脾益气，滋肾养阴，调补冲任，方用举元煎、五子补肾汤、六味地黄汤等加减治疗半年，最后月经恢复正常，身体状况也逐渐好转。

痰湿闭经证治三法

痰湿闭经，顾名思义，乃痰湿内盛，瘀阻胞宫而致女子不月。痰者，与湿同类，本为病理变化之产物，故常痰湿并称。痰湿既成，可阻滞冲任胞脉，致冲不能主血海，任不能主胎孕，闭经、不孕由斯而致。痰湿闭经特点为病程缠绵，容易反复，形体渐丰；病因病机乃肝失疏泄、脾失健运、肾失蒸化、三焦气化受阻，津液代谢失常，痰湿内盛，瘀阻胞宫。治宜着眼于从本论治，灵活采用疏肝顺气、健脾化痰、温肾固本三法，使痰化湿除，经水源盛而流畅。

痰湿闭经亦可表现除闭经、不孕外，余无所苦，舌脉如常。治之宜着眼于从本论治，寻根求源，灵活采用疏肝、健脾、温肾三法，兹简述如下。

一、疏肝顺气

《诸病源候论》指出："痰饮者，由气脉闭塞，津液不通，水饮气停在胸腑，结而成痰。"可见，气机壅滞是痰湿产生的重要因素。肝藏血而主疏泄，肝脉络阴器，其疏泄功能正常与否，直接影响到人体气机升降与调畅。若肝气抑郁，疏泄不及，即可因气滞不行而瘀结，又可因脾胃失行，三焦气化受阻而痰湿内生。痰湿循经下行，可致隧道不通，冲任受阻而出现闭经。治宜从疏理气机入手，气行则血行，气行则痰湿能化，痰瘀俱祛，则气血畅通，经水下行。故治疗因痰湿引起闭经者，必须在辨证的基础上酌选疏肝理气、化痰祛瘀之品，使气道通顺，"撑动"顽痰，方能取效。但临症患者多久病缠绵，顽痰胶结凝固，虚实夹杂，治宜结合肝脏特征，选用疏利通行，攻而不峻之品，如柴胡、素馨花、香附、枳实、路路通、皂角刺等，注意柔养结合，养中有疏，疏中寓养，使肝气敷和，气机条达，气行血畅。对因肝郁气滞，痰瘀内阻者，可用越鞠丸合逍遥散加减，酌加桃仁、枳实、莪术、牛膝等化瘀通络，使郁闭通而经水行。此乃庞安常所言："善治痰者，不治痰而治气，气顺则一身之津液亦随气而顺矣。"

如治黄某，20岁，1991年3月18日诊。2年来无明显诱因出现月经2～3个月一行，量少，色紫暗，夹块，经前出现乳房微胀，腹胀，现经水已4个月未行。唯带下增多，质稠黏，时夹血丝，四肢发麻，大便干结，舌淡红、苔薄白，脉细滑。证属肝郁气滞，胞络瘀阻，治拟疏肝健脾，化痰祛瘀通络。方用逍遥散加味：红花、柴胡各6g，当归、赤芍、白术、茯苓、益母草、路路通各10g，黄精15g，巴戟天10g，3剂，水煎服。药后白带减少，守原方加穿破石20g。3剂后月经已行，继用补肾养血法善后。

二、健脾化痰

痰湿闭经，以肥胖之妇多见，医界素有"肥人气虚多痰"之说。由于脾主湿而为生痰之源，治痰不治脾，非其治也。盖脾升而健，则津液能化，气血生化有源，而脾虚失运，则水湿不化，留中滞膈，瘀而化湿生痰，痰瘀内阻，则地道不通，经水不行，或因气血生化无源，经源枯竭。治宜振奋脾阳，使脾气健运，则壅塞之痰湿能化，未成之痰湿难生，而收"截断"痰源之功。在治法上，除宗东恒用参、术、芪、柴之属益气升阳外，根据痰湿寒化热化不同，更有温化与清开之分。寒湿偏盛者，方用苓桂术甘汤合归芍六君汤加减，酌选苍术、石菖蒲、白芥子、皂角刺等健脾益气，温化痰湿，通络调经；湿热偏盛者，用四妙散合当归芍药散加减，酌选泽兰、马鞭草、丹参、穿山甲等清热化湿，祛瘀通络，用药注意攻补兼施，刚柔相济，因势利导，使脾旺而能运化痰湿，生化气血，气血充沛则经行可期。

如治李某，38 岁，1992 年 4 月 3 日诊。自诉半年来出现月经量少，渐至闭经，迄今已 3 个月。除带下偏少，形体渐丰外，无何不适，妇检亦无特殊发现，舌淡红、苔薄白，脉细滑。证属脾虚湿滞，冲任不畅，治宜健脾燥湿，化痰通络，疏理冲任。方用归芍二陈汤加白蒺藜、牛膝、路路通各 10g，皂角刺、益母草各 15g。药 4 剂后自觉小腹微胀，此乃经络渐通之兆，守原法重在温化，方用苓桂术甘汤加味：茯苓 30g，桂枝 6g，当归、白术、赤芍、苍耳子、枳实、菟丝子、牛膝各 10g，又 4 剂后经通。

三、温肾固本

疏肝顺气、健脾化痰固然能奏痰化经通之功，但肝为肾之子，肝木须赖肾水涵养；火为土之母，脾阳须靠肾阳温煦，且"经水出诸肾"，欲巩固疗效，尚须温肾养血，固本澄源。益肾藏精，精生血，只有肾气盛，天癸至，任通冲盛，胞宫才能满溢。又痰者，水也，治痰必治水。肾为水脏，元阳所出，肾阳温煦，其气蒸腾，痰湿自化。若肾阳不足，则命火衰微，既不能蒸化水液，又不能暖脾土以助运化，水津不化则壅滞为湿；而肾阴亏损，则不能涵养肝木以行疏泄之职，又可因虚火灼烁，炼液为痰，痰湿阻滞冲任胞宫而致经闭不通。正如张景岳所言："五脏之病，虽俱能生痰，然无不由乎脾肾。盖脾主湿，湿动则为痰；肾主水，水泛亦为痰。故痰之化无不在脾，而痰之本无不在肾。"临证偏于脾肾阳虚者，可用《伤寒论》附子汤加益母草、巴戟天、益智仁、莪术、刘寄奴、威灵仙之类温肾壮阳，化湿通络而温通经行；偏精血不足者，则宗张景岳之左归丸加菟丝子、鸡血藤、路路通治之，以滋水养血，或用右归丸温肾暖宫，以促生发，使根本渐充，痰湿自化，经水源盛而流畅。

如治刘某，37 岁，1990 年 5 月 14 日诊。1 年前因暴崩漏下而行取环加诊刮术（病理报告为子宫内膜囊腺型增生过长），嗣后出现闭经。先后用西药克罗米芬、乙烯雌酚、黄体酮等药治疗，用药时经水能行，停药后闭经依然。末次月经 1990 年 2 月 13 日，迄今已 3 月未行，肌注黄体酮无效，无自觉不适，舌质淡、苔薄白，脉沉细。证属肾阳亏虚，脾阳不振，痰湿内生，壅滞胞宫，拟温肾健脾，利湿化瘀通经。方选附子汤加味：制附子 10g（先煎），党参 15g，茯苓 20g，赤芍、红花、白术、桃仁各 10g，鸡血藤、急性子各 20g，柴胡 6g，皂角刺 15g，穿破石 20g。每日 1 剂，水煎服。连服 7 剂后经行，色质俱佳，继用归芍地黄汤合二陈汤加益母草、杜仲、川断、白芥子以善后。停药后观察 1 年，经行正常。

由于人之体质、禀性、环境、气候有别，痰湿型闭经更是千变万化，虚实错杂，故疏肝、健脾、温肾三法临床不可截然分割，而应相互联系、相互促进。盖痰之成，无不由于气滞，故治痰先治气；痰之化，无不在于脾之运，故化痰须健脾；痰之本，经之源无不在肾，故固本须温肾。由此可见，化痰、调经、固本三者不可缺一，在于医者详审病情，明辨虚实，或以温肾健脾为主，或以疏肝扶脾为要，必要时三法并举，才能相得益彰。

从血论治闭经验案

女子年逾 16 岁月经尚未来潮，或已建立月经规律周期后又停止 6 个月以上，或根据自身月经周期计算停经 3 个周期以上者，称为闭经。闭经为妇科常见病及疑难病，病因病机复杂，虚者多为肾气不足，或肝肾亏损、精血不足，冲任不盛，或阴虚血燥，血海干枯，或脾胃虚弱，气血乏源，以致血海空虚，无血可下；实者多为气滞血瘀，痰湿阻滞冲任胞宫，血海阻隔，经血不得下行。由于月经来源于血，治妇要治血，现将从血论治闭经的经验介绍如下。

一、对闭经的认识

《素问上古天真论》曰："女子七岁，肾气盛，齿更发长；二七而天癸至，任脉通，太冲脉盛，月事以时下。"明确了月经产生的主要过程及环节，即"肾气－天癸－冲任－胞宫"。冲任二脉相资，血海按时满盈，满而自溢，故月事以时下，月经来潮。因此任通冲盛是产生月经的又一重要环节。"肾者主水，受五脏六腑之精而藏之"，故心、肝、脾、肺各脏之精亏虚，亦每能影响肾精的藏泻，进而发生闭经。闭经有虚、实之别。临证之时多数医家将闭经分为肾虚、脾虚、血虚、气滞血瘀、寒凝血瘀、痰湿阻滞六个证型。虚者精血不足，血海空虚，无血可下，多因肝肾亏损，气血虚弱，阴虚血燥而成；实者邪气阻隔，脉道不通，经血不得下行，多由气滞血瘀，寒湿凝滞，痰涎壅滞所致。但临床常见虚实兼杂者，治疗应辨证与辨病相结合。

二、从血论治的理论及特点

正常的月经周期是以肾－天癸－冲任－胞宫轴的正常调节为基础的。经闭者经过治疗有月经产生后，还应进行调周治疗，方可恢复月经的正常运行。其中，肾精充足、肾气旺盛是月经产生并维持的原动力和物质基础。在调周治疗时，可分三期论治，即经前期侧重于补肾调肝、行气和血，使气血调和、经候如期；经期侧重于补肾化瘀，以利于胞宫之排泄；经后期侧重于温肾补脾，以助胞宫之闭藏，以资经血之源泉。现代医学认为，月经与卵巢内卵泡数目、卵泡是否发育及能否排出密切相关。补肾活血药的意义在于能促进卵泡发育成熟，又能活血化瘀使其排出。排卵正常，月经大多按时而下。用之临床，常常能迅速取效，是一般补气、补血、补肝、补脾药物所不及。

三、验案举例

某女，34 岁，2007 年 6 月 13 日初诊，停经 4 个月。末次月经 2007 年 2 月 10 日，期间曾肌注黄体酮不效。既往月经尚规则，妇检除宫颈 II 度糜烂，右附件区稍增厚外，余皆正常。舌淡红，苔薄白，脉细弦。方用四物汤加味：当归 10g，川芎 6g，赤芍 10g，熟地黄 15g，香附 10g，枳壳 10g，牛膝 10g，肉桂 5g，王不留行 15g，炙甘草 6g。以期活血行气，温肾调肝，促其内膜生长并脱落。药后患者 8 月 24 日经行，但量少。继守方加艾叶、肉桂、益母草、香附、莪术以活血祛瘀、行气暖宫。患者 12 月 26 日复诊诉月经又停闭，余无不适。诊其脉沉细，治以归芍地黄汤加味：当归 10g，白芍 10g，熟地黄 15g，淮山药 15g，山茱萸 10g，茯苓 10g，肉苁蓉 15g，菟丝子 20g，枸杞子 10g，党参 15g。以温阳暖肾，柔肝益气，且配合安宫黄体酮促进内膜生长。经后则继续治以温肾补脾、养血暖宫之剂。复查性激素六项结果显示 FSH 77.2mIU/mL，LH 51.7mIU/mL，E2 23.2pg/mL，提示卵巢早衰。因其常感左侧偏头痛，治拟益气活血、滋阴祛风法。药用圣愈汤加味：党参 15g，黄芪 15g，当归 10g，川芎 6g，白芍 10g，熟地黄 15g，何首乌 15g，白蒺藜 15g，蝉蜕 6g，钩藤 15g。守方加减服至 4 月 24 日患者再次行经。继予归芍地黄汤加肉苁蓉、党参、鸡血藤、淫羊藿，配合暖宫七味散补肾暖宫善后。7 月 25 日患者来诊诉又停经两个月，经检查已妊娠。

按：此患者中医诊断为闭经，西医诊断为卵巢早衰，治疗上编者主张女子以血为主，坚持以补血养血的治疗思路，用四物汤加减收到较好的疗效，使卵巢早衰的患者重建生机。西医学研究证明：熟地黄、当归等药有补血作用，富含糖、蛋白质、脂质、维生素等成分，有滋养强化的作用，可改善全身营养不良的状况，使神经系统、内分泌系统恢复正常，治疗过程中再兼顾脾、肾、冲任，可使效果更佳。方中当归、川芎、白芍、熟地黄四药皆为补血养肝之品，归芎以补其用，地芍以补其体。熟地黄为君药，其味厚滋腻，味甘微温，偏入肝肾阴血分，性润而补，善养肝血，补真阴，添精益髓，为滋阴补血之要药；当归为妇科调经要药，甘温质润，善和血调经，补血活血而养血之阳，既可助熟地黄补血之功，又可行经遂脉道之滞，为血中气药；白芍酸甘质柔，偏入肝经阴血分，养血敛阴，和阴中之阴，与地、归相协则滋阴养血之功益著，并可缓急而止痛；川芎辛散温通，上行头目，下行血海，外彻皮毛，旁达四肢，理肝气而遂其疏泄之能，与当归相伍则畅达血脉之力益彰，二者同为佐药。由上述分析可知，当归与白芍相配则行血而不伤血，白芍得当归之助则补血而不滞血，以地芍之阴柔合归芎之流动，使全方补而不滞，温而不燥，滋而不腻，刚柔相济，阴阳调和，实为补血调血之良方。本方补血取治肝肾，补肝肾即补冲任，肝肾精血旺盛，任脉通，冲脉盛，则有月经，此方被誉为"妇科第一方"。应用四物汤非独用其补血之功，而善用其养血理血之妙。编者认为活用此方之玄机在于药物的加减变通。四药相配，归芎流动为阳，地芍凝滞为阴，以四物汤养血行血，加肉苁蓉、菟丝子、枸杞子温肾益精填髓而加强暖宫之效，牛膝引血下行。血贵流不贵滞，故在方中加入鸡血藤、桃仁、红花、益母草活血行血。香附有疏肝理气，调经止痛之功。气为血之帅，气行则血行。本方不是单纯的补血方剂，而是血虚能补，血燥能润，血溢能止，血滞能行的调血之剂。临证之时，当根据不同兼证辨证施治。

少女无故闭经、子宫增大

中医认为，脾主运化，脾有运化水谷精微和运化水湿的功能。但同时脾喜燥恶湿，因为重浊黏腻的湿邪容易困阻脾阳，使其无法行使运化水湿的功能。在这样的气候环境中，妇科疾病尤其是月经病和带下病也容易发生。这些妇科病是因为女性特殊的生理病理所致。女性生理上有月经、带下、妊娠、哺乳等特殊活动，经、带、产、乳均以血为用，易造成阴血不足，也就是我们常说的血虚。如果本身体质虚弱或疲劳过度，免疫力低下，则易感受湿毒之邪，湿邪一旦入侵子宫，与子宫中的瘀血相互搏结，则易形成湿瘀胶结之态。临床表现为阴道分泌物增多，出现异味，阴痒或出现月经行而不畅，量少，严重的可出现闭经、卵巢囊肿等。

一位来自合浦的苏女士，现年 23 岁，未婚，有性生活史。就诊时月经停闭已 8 个月。自诉向来月经不能按时来潮，有时要 2 个月才行经 1 次。这次停经原以为过 2 个月后会恢复正常，可左等右等，等了 8 个月仍未见月经来潮，家人甚是担忧，自己也很纠结，于是听人介绍慕名来找我诊治。当时苏女士除月经停闭 8 个月外，没有其他不适，唯自觉阴道分泌物增多，有些异味。经 B 超检查发现她子宫内有一个 61mm×35mm×27mm 的包块，光点不均，右卵巢有一个 43mm×26mm 囊肿。检查尿妊娠试验显示为阴性。考虑到苏女士子宫内包块性质不明，我建议她住院借助现代科学技术行宫腔镜检查和治疗。但患者由于家中事务繁忙，希望通过中药保守治疗。查其舌质偏淡，舌边有瘀斑瘀点，苔薄白，脉细弦。一派湿瘀阻滞胞宫、气血不畅的表现。斟酌良久，遂拟下方：①内服：桃仁 10g，红花 6g，赤芍 10g，当归 10g，生蒲黄 20g（包煎），穿破石 20g，瞿麦 15g，牛膝 10g，香附 10g，水蛭 6g(冲)，益母草 25g，炙甘草 6g。9 剂，水煎服，每日 1 剂。②外用：温灸包 2 个，每日温敷小腹部 15～20 分钟。

目送苏女士离去，我不放心，再三叮嘱她服完药后一定要来复诊。时隔 9 天后，苏女士如约而至，围在我身边的研究生、进修医生都很关注这个特殊的疑难病例，迫不及待地询问她的情况。苏女士面带笑容地说："自服了上次李教授给我开的中药后，出现阴道流血，量较以往月经多，还伴有很多大血块流出，至今还有少量出血，小腹隐隐作痛，腰酸胀。"查看她舌脉变化不大。复查 B 超：子宫 61mm×54mm×38mm，宫内原包块消失，右附件囊肿也缩小至 23mm×13mm。继用下列方剂：当归 10g，川芎 6g，赤芍 10g，桃仁 10g，蒲黄炭 10g，延胡索 10g，益母草 15g，川续断 10g，田七粉 3g（冲），15 剂，水煎服，每日 1 剂。外用温灸包继续温敷小腹部。

时隔半个月后苏女士前来复诊，阴道出血已止。复查 B 超：子宫 56mm×46mm×26mm，已恢复正常大小，右附件卵巢囊肿随之消失。

该例患者为年轻女性，之所以出现这种病，与她的体质和生活工作环境有关。苏女士素体脾胃虚弱，常因饮食不慎而腹泻便溏，在广东打工时居住潮湿，回乡后又常年与水产品打交道，感受湿邪，天长日久，湿瘀互结于子宫中，瘀久气血不通而导致闭经。经用中药辨证施治，终使其摆脱了闭经的烦恼。

正常月经是 28 天为一个周期，提前或推后 7 天仍算正常。尽管月经让女性朋友很心烦，但如果月经没有如期到来，又令人心有不安。根据既往有无月经来潮，闭经分为原发性闭经和继发性闭经两类。原发性闭经指女子年逾 16 周岁月经尚未来潮，多见于体质瘦弱、营养不良的人，这些人的第二性征发育往往比较晚。与同龄孩子比起来，她们体重较轻，乳房发育较小，皮肤的光泽性可能较差。当然青春期女孩的闭经有时也与疾病、精神紧张及遗传因素有关。一般经过一段时间的调养都会自然来月经。但若年龄达 16 岁甚至更晚都不来月经，则有可能是先天发育异常，必须及时到医院进行检查和治疗。继发性闭经指正常月经建立后月经停止 6 个月，或 3 个月经周期以上者。苏女士就是这种情况。发生闭经后最重要的是要查找原因，对症下药。所以，除中医的望、闻、问、切四诊合参外，进行阴道及子宫检查十分必要，女性激素和 B 超检查更是必不可少。此外还需详细了解其病史，甚至还要了解工作、生活以及家庭情况。闭经的治疗效果往往不是立竿见影，多需一段时间的用药，有的可能需要几个月甚至一年的调理，故治疗时，在医生的指导下坚持用药很重要。同时还需要改变不良的生活方式。由于先天发育异常引起的闭经则需要特殊的方法进行检查和治疗。

湿瘀为妇科痛证常见致病因素

妇人之生，以血为本，以血为用，妇人经、孕、产、乳等生理过程均耗血，血虚流动不畅，或血虚肝旺，气机郁滞，或气虚无运血之能，或感寒受热，血为寒凝，血受热煎，均可使血滞不行，难以为用，易导致各种妇科疾病的产生。气虚、气滞、感寒、受热、外伤为血瘀的常见病因，各类教科书也大多从以上各点论述。我们在临床的大量病例中发现，因湿致瘀、因瘀生湿、湿瘀同病的病理格局于妇科疾病中亦常见。湿瘀互结于冲任胞脉，阻碍气血运行，不通则痛，易致妇科痛证。

一、湿瘀互结为病

1. 因湿致瘀

湿邪是妇科疾病的重要致病因素，湿性重浊趋下，而冲任胞脉正处人之阴位、下焦，又有月经来潮，故湿邪极易感着于此。湿有内湿与外湿之别。外湿多因妇人经期产后胞脉空虚，湿邪乘虚而入，或手术不慎、摄生不洁，湿浊入侵，或气候潮湿，外受雾露，涉水淋雨而感湿发病。内湿是水液代谢失调的产物，而正常的水液平衡主要由肺、脾、肾、三焦、膀胱之气化来共同完成，其中脾肾是根本。若素体虚弱，饮食劳倦，情志不畅，肝郁克脾则可致脾失健运，湿浊内生。又因全身气化功能主要在肾，因而肾虚气化不足，不能温养脾土，亦易导致水湿内停。

湿邪致病隐匿，潜伏久积始发。有湿邪内停，虽未发为湿证，也会影响体内气血运行而成为致病因素。如湿在气分，因其性黏滞，最易阻碍气机，而气为血帅，气有一息之不通，则血有一息之不运。气机郁滞势必导致血流不畅而生血瘀。因湿与瘀皆为阴性凝滞之物，同气相求，易胶结为病。如湿在血分，因其为有形之阴邪，易与血相搏，相互胶结凝固，堵塞脉道，故可致冲任气血阻滞而为病。

因湿致瘀、湿瘀互结为病的病理格局前人早有论述。如《灵枢·百病始生》云："汁沫与血相搏，则并合凝聚不得散，而积成矣。"《素问·调经论》提出："孙络水溢，则经有留血。"这些论述都肯定了因湿致瘀的病理过程。

2. 因瘀生湿

因气虚气滞、阴亏血虚、寒热湿邪等导致的瘀血内停，瘀阻日久，气机不畅，影响津液的代谢，则继发水湿内停。其中因湿而致瘀者，瘀血又可加重湿停，两者互为因果，形成恶性循环，使得湿瘀胶结，难解难分，疾病缠绵难愈。有关因瘀致湿的论述，早在春秋战国《灵枢·百病始生》就有论述："温气不行，凝血蕴里而不散，津液涩渗，着而不去，而积皆成矣。"东汉张仲景则提出"血不利则为水"。清朝唐容川的论述也有代表性："须知痰水之塞，由瘀血使然"，"血积既久，亦能化为痰水"。

3. 湿瘀同病

湿停与瘀阻同时出现，无明显因果关系。妇人经孕产乳均耗血，其阴血常偏虚。血虚流动不利，而藏血之肝脏全赖阴血之涵养，方能柔顺调畅。若血虚则肝失于条达，横逆犯脾而致肝郁脾虚，肝气郁结则血滞，脾虚不运则湿停，这就形成了湿瘀同病之势。

二、湿瘀致妇科痛证的病机与表现

"不通则痛"是中医阐明痛证的重要病机。无论其因是虚是实，其果均为气血涩滞，气血不通而发为痛证。各种原因导致的湿瘀互结，阻于冲任胞脉，首先阻碍其气血运行，不通则痛。其病症特点为下腹坠胀、重痛，痛位固定，疼痛拒按，按之痛剧，时腹中有块，推之不移，腰骶酸重，带下量多，小便浑浊，大便溏烂，困重乏力，舌暗或胖，苔厚腻，脉弦或濡，病情反复，缠绵难愈。湿瘀互结于冲任，还可致月经不调、闭经、不孕及癥瘕等，故妇科痛证常兼有上症。

1. 痛经

湿瘀阻于冲任胞脉，经行之际，气血下注冲任，胞脉气血更加塞滞，不通则痛。下腹痛呈周期性发作，经前经期痛作，经后痛缓。除上述痛证特点外，常伴有经血色紫或紫暗有块及月经周期的改变。子宫内膜异位症采用单纯"活血化瘀"治疗疗效欠佳，加用健脾补肾除湿后可提高疗效，说明其"离经之血"并非单纯瘀血，而是湿瘀互结。其病理基础为脾肾气虚，湿浊内阻，血不循经而离经停滞，或气虚血瘀，水湿互结为病。

2. 妊娠腹痛

妊娠后阴血下聚胞中养胎，全身阴血相对不足，肝血不足，肝郁克脾，则气郁血滞，脾虚湿停，而导致血瘀湿阻并存。表现为腹中绵绵作痛或胀痛，痛有定处，缠绵不止，反复发作，大便时结时溏等。

3. 产后腹痛

妇女产后，血室正开，气血受损，摄生不洁，浊湿伤下，湿与余血浊液搏结，阻滞胞宫，不通为痛。可见低热起伏或午后潮热，下腹部重坠作痛，触之较硬，恶露淋漓不断，色暗有块，或气味臭秽。

4. 杂病腹痛

湿热或寒湿与瘀血相结蕴积冲任胞脉，阻滞气血，日久渐积成块，不通则痛。症见下腹坠胀痛，拒按，腰骶坠胀或酸重，带下量多（湿热者色黄质黏臭秽，寒湿者色白质稀），困重乏力。癥瘕腹痛者，为素有瘀积，继生湿浊，湿瘀互结，加重气机阻滞而痛作。

三、湿瘀并治之法

湿瘀互结为病当湿瘀同治，既要祛湿又要化瘀，方为治疗对症，可收满意疗效。

1. 因湿致瘀，以湿为重

因湿致瘀，以湿为重者，在辨证治疗湿证的基础上加用活血化瘀药物。常用治法如下：

（1）行气祛湿：气能载水，气行则水行；气亦为血帅，气行血亦行，故调畅气机，湿瘀易消。药如香附、陈皮、柴胡、乌药、佛手、川楝子、丝瓜络。

（2）利水渗湿：用淡渗之品引湿邪从小便排出，所谓"治湿不利小便，非其治也"，"其在下者引而竭之"。药如茯苓、薏苡仁、泽泻、大腹皮、车前子。

（3）苦寒燥湿：药如黄柏、椿根皮、龙胆草，常与清热利湿药（车前草、茵陈、虎杖、蒲公英）合用，并配合清热活血药（赤芍、丹皮、丹参、红藤、败酱草）治疗湿热瘀结之痛证。代表方有"银甲丸"。

（4）温阳化湿：药如桂枝、小茴香、吴茱萸、乌药、细辛等，常与辛温活血药如当归、川芎、红花、鸡血藤合用治疗寒湿瘀结证。代表方有少腹逐瘀汤。

（5）益气升阳除湿：药如黄芪、白术、党参、山药、柴胡、升麻，适于脾气亏虚，湿浊内停而致的湿瘀证及正气不足，湿瘀内结之痛证。代表方有理中汤。如素秉不足，肾气虚者加菟丝子、巴戟天等。

2. 因瘀生湿，以瘀为重

因瘀生湿，以瘀血为重者，治当以活血化瘀为主，辅以祛湿。医圣张仲景所创的桂枝茯苓丸为此治法的代表。因瘀积日久易耗伤正气，故选用了药性平和的桃仁、丹皮、赤芍活血消癥，桂枝温通血脉，茯苓渗湿利水兼扶正。全方共奏湿瘀同治、攻补兼施之效。活血化瘀药主要有药性平和与峻猛之分，当视病情之轻重缓急区分选用。

药性较平和的有川芎、延胡索、鸡血藤、益母草、丹参、刘寄奴、血竭、丹皮、赤芍、桃仁、红花，药性峻猛的为三棱、莪术、穿山甲、水蛭。常用的活血化瘀方有：养血活血的桃红四物汤和生化汤，化瘀止痛的失笑散，活血行气的隔下逐瘀汤和血府逐瘀汤，清热活血的解毒活血汤，温经活血的温经汤等。

3. 湿瘀同病，湿瘀参半

湿瘀同病，湿瘀参半，治当活血与祛湿并重。湿瘀同病主要因为血虚肝郁或血滞湿阻。张仲景之当归芍药散正是专为此证而设，方中芍药、当归养血活血，川芎行血中之气，白术、茯苓、泽泻等益气健脾渗湿，全方养血柔肝，益气健脾，活血祛湿，使湿化血和，湿瘀皆祛。

综上所述，临床治疗湿瘀所致痛证须细察湿与瘀之孰重孰轻，孰主孰次，辨明个体气血阴阳与寒热虚实的不同，分清不同生理阶段，针对病因灵活组方用药。

四、验案

吴某，38 岁，2001 年 9 月初诊。

自 1998 年 1 月怀孕 48 天行人工流产，此后经常下腹坠胀疼痛不适，伴腰酸痛，白带量多，色黄，每遇劳累、性交及经期腹痛加重。月经尚规律，舌质暗红、舌尖红，苔稍厚微黄，脉弦。妇科检查：子宫后位，大小正常，活动差，压痛明显，双侧附件均增粗，B 超提示子宫附件均无明显异常。曾于外院诊断为盆腔炎，予以多种抗生素治疗，不见好转，到本门诊就诊。中医诊断为妇人腹痛，证型为湿热瘀结。处方用当归 10g，白芍 20g，茯苓 15g，白术 15g，泽泻 15g，苍术 12g，牛膝 12g，败酱草 20g，赤芍 12g，延胡索 15g，柴胡 15g，连翘 15g。水煎服，日 1 剂。服药 15 天后腹坠胀痛明显减轻，白带减少，两个疗程后腹腰均不痛，经期、性交时也无腹痛，白带正常，妇检子宫附件无压痛。半年后随访正常。

湿瘀并治法在盆腔疼痛证中的临床应用

盆腔疼痛证是由各种功能异常或器质性改变引起，以骨盆及周围组织疼痛为主要症状的一组综合征。表现在妇科常以复发性下腹或腰部疼痛为主要症状，伴不规则的阴道出血或带下异常。西医治疗本证主要通过镇痛药物对症治疗，配合肾上腺皮质激素抗炎消肿，减少粘连，或采取各种神经阻滞麻醉以缓解疼痛，同时结合心理治疗，使用精神或神经类镇静药，必要时手术治疗。近年来，中医治疗盆腔疼痛证，辨证灵活，用药方法多样，副作用少，对治疗本病有较大的优势。盆腔疼痛证以痛为其主症，中医认为血瘀不通是本病的主要原因。引起瘀血的原因多样，有气滞或气虚，有寒凝或热灼，有情志失调、内伤、外伤出血等，还有气虚血少、脉络失养所致。中医根据疼痛的部位，结合异常的阴道出血情况，及月经期、量、色、质的不同，带下的性状，舌、脉等情况做出病名、属性的诊断，结合西医检查，辨证施治，可取得较好的疗效。

一、湿瘀并治的理论基础

据各种地方志、博物志及中医药著作记载，壮族先民用于防病治病的壮药在300种以上，发展至今已有2000种左右，可运用中草药内服、外洗、熏洗、敷贴、佩药、药刮，以及角疗、灸法、挑针、陶针、金针等多种医疗技法治疗疾病。著名的壮药田七的发现、应用、栽培及传播，是壮医对传统中药具代表性和标志性的伟大贡献之一，至今仍然是桂派中医妇科常用的化瘀止痛药物。以桂派大师班秀文、陈慧侬为代表的妇科专家认为，妇科盆腔疼痛与湿瘀有关，广西地处亚热带地区，环境温暖多湿，天暑下迫，地湿上蒸，人处气交之中，而壮族妇女以勤劳素称，操持劳作辛苦，易感受暑湿之邪，因湿致瘀、因湿生瘀、湿瘀同病的病理格局在妇科病中屡见不鲜。"妇女疾病的发生，俱是带脉以下的病变，胞宫位居下焦阴湿之地，湿为阴邪，其性重浊黏腻，既能阻遏阳气，使气机升降失常，五脏气血不和，经络阻滞不畅，复能直接阻滞胞脉而损伤胞宫"，"妇女以血为主……其病变与血分的虚瘀密切相关"。(《班秀文医论医案选》)湿瘀互结，阻遏阳气，使人体气机升降失常，经络闭止，不通则痛。湿与寒并，则为寒湿；湿郁化热，又为湿热；湿邪浸淫日久，或并感染邪气，则成为湿毒。故湿瘀是妇科痛证的一个重要致病因素。湿瘀致痛的特点为少腹小腹坠胀、重痛，痛点固定，或疼痛拒按、按之则剧，或腹中结块，推之不移，腰骶酸重，带下量多，或小便不畅，大便溏烂，困重乏力，舌暗红，苔厚腻，脉弦或濡，病程较长，缠绵难愈。湿瘀互结于冲任，还可出现月经不调、闭经、不孕及癥瘕等病症。

二、湿瘀致痛的病证及治法

1. 痛经

痛经可分为原发性痛经和继发性痛经。由于湿瘀阻滞冲任胞脉，经行之际，气血下注冲任，胞脉气血更为壅滞，不通则痛，下腹部疼痛呈周期性发作，经前经期明显，经后痛缓。而其中子宫内膜异位症是育龄妇女的多发病、常见病，近年来发病率呈明显上升趋势。本病虽为良性病变，却有细胞增生、浸润、复发等恶性表现，是妇科研究的热点。根据本病痛经、月经量多、不孕等主要症状和疼痛部位固定不移，经血夹块，舌紫暗，或有瘀点瘀斑、脉涩等临床表现，以及现代医学对局部病灶病理变化（增生、浸润、复发、结节）的认识，其病机为瘀血内停是不容置疑的，故古今医家治疗多从行气活血、化瘀通络着眼。由于胞宫位居下焦阴湿之地，本病所表现出少腹小腹坠痛，痛点固定，缠绵难愈，与湿瘀阻滞，病久入络，湿性重滞黏腻的特点有关。基于此认识，治疗上采用温肾健脾、化瘀利湿、行气止痛法治疗，较单用行气活血法效果明显。说明其"离经之血"并非单纯瘀血，而是湿瘀互结。临床常用龙血竭（又称广西血竭）、田七治疗。由于在治疗中兼顾了湿、瘀两方面因素，故将利湿药与活血化瘀药有机结合，解除了湿瘀胶着之势，使有形之癥积缓消于无形之中。实验证明，湿瘀并治法对盆腔疼痛、盆腔瘀血的一些生化指标有较好的改善作用，能改善血液循环，减轻盆腔瘀血的病理状态。

2. 盆腔瘀血综合征

本病以下腹坠痛、低位腰痛、性交痛、白带过多、月经紊乱、痛经、乳房胀痛为主要特征，多在久站或性交后症状明显，临床上常误诊为慢性盆腔炎。国内中医药学者20世纪90年代开始有本病的临床报道，认为本病与瘀血阻滞胞宫胞络有关，化瘀通络止痛为本病的重要治则。桂派中医妇科专家在长期临床观察中发现，本病与肝脾功能失调，气血失衡，湿瘀互结胞宫胞络有关。盖肝藏血而主疏泄，脾主运化水湿，肝脾功能失调，则易致湿瘀内停，若经前产后起居不慎，湿瘀之邪易乘虚入侵，与离经之血搏结成瘀，潜伏冲任胞络，则易内外因合邪致病。湿瘀稽留冲任，蕴结胞宫，日久冲任失调、带脉失约，出现痛经、月经不调、带下异常；湿性重浊黏腻，湿瘀互结，故病情缠绵难愈。治疗本病，从调理肝脾入手，运用既化瘀又利湿止痛的药物，如当归、鸡血藤、丹参、延胡索、川楝子、救必应、田七、马鞭草等药，内服加外用灌肠，常能取得较好疗效。

3. 慢性盆腔炎

本病常为急性盆腔炎治疗不彻底，或患者体质较差，病程迁延所致。桂派大师陈慧侬教授认为，血瘀为其重要病机、湿热为其重要病因，久病体虚也不可忽视。盖女子经、孕、产、乳以血为用，妇人经期、产后血室正开，余血未尽，易为六淫、七情、饮食、劳倦及房劳所伤，影响冲任气血以致成瘀为患。此外，带下异常增多是慢性盆腔炎主症之一。"带下俱是湿证"（《傅青主女科·带下》），"伤于湿者，下先受之"（《素问·太阴阳明论》），胞宫位居下焦，最易遭受湿邪侵袭，至于感受寒、热之邪，每多夹湿为患，因血瘀每可致湿，"血不利则为水"，血瘀致气机不利，水液不能气化而成湿。因此在诸多病因中，湿浊下注、湿瘀互结、阻滞胞脉是慢性盆腔炎发病的重要因素。由于气血郁滞下焦，日久必将损伤人体元气。元气不足，无力推动血液运行，则进一步导致瘀血内停；元气不足，无力抗邪，使病邪缠绵难愈。在治疗上选方用药主张以下几点：

（1）**一药多用**：因"湿热致瘀"为慢性盆腔炎初期的主要病机，故选用红藤、金银花、连翘、茵陈等为主药，既能清热解毒，又利湿化瘀通络，善除下焦湿热瘀结之邪。

（2）**顾护中州**：选方用药慎用苦寒败胃之品，常用蒲公英、土茯苓、白花蛇舌草、白毛藤、龙葵等，有较强清热解毒利湿作用，且重用亦不易损伤胃气。

（3）**相反相成**：本病因湿瘀互结，病性缠绵，若苦寒清泄之品使用不慎，常有阻遏气血、损伤阳气，甚至热从寒化之弊。况且湿为阴邪，得阳始化，血得温则行，故在大队清热利湿药中配以皂角刺、当归、川芎、延胡索以活血化瘀、通络止痛，其辛温之性可兼制寒凉药，防止阴凝之弊，此为治疗慢性盆腔炎取得效验之关键。

湿瘀并治、经带双向调节特色治法

壮族是我国少数民族中人口最多的民族，90%以上的壮族人世代繁衍生息在祖国南疆——广西壮族自治区。广西别称"桂""八桂"，地属亚热带气候，境内山峦叠起，丘陵延绵，江河纵横，山林茂密，动植物繁多，气候乍寒乍热、潮湿多雨。这种气候及地理环境，是痧、瘴、蛊、毒、风湿等带地域性特点的病症衍生蔓延之地。由于天暑下迫，地湿上升，人处于气交之中，则易感受暑湿之邪，月经病及带下病为常见病、多发病。在长期的临床实践中发现，妇科疾患大多与湿瘀有关。桂派班氏妇科认为：湿毒是主要致病因素之一，这与壮族所处的地理气候特点有关，湿毒致病，若滞留于肢体骨肉，可见肢节疼痛，头身困重，倦怠，关节酸痛重着，头重如蒙。而女性被湿邪所困，易导致经、带等疾病。在临床实践中，桂派中医妇科专家针对广西的地域特点，因地制宜、因人制宜，注重湿邪这一致病因素及湿热、湿瘀、寒湿等病理变化进行治疗，积累了丰富的诊疗经验，临床疗效甚佳。

一、湿瘀并治法

湿为六淫之一，风、寒、暑、湿、燥、火等六淫之邪皆可导致妇科疾病，湿邪为阴邪，其特点是重浊和黏腻，湿邪易阻遏气机、滞碍阳气，致人体气机升降失常，经络阻滞，湿与寒并，则成寒湿，湿邪郁久化热，则为湿热，湿邪浸淫日久，或兼感染热毒邪气，则成湿毒。湿又分为外湿和内湿，如经行前后，冒雨涉水，或久居湿地，易出现肢体疲倦疼痛、头重纳呆，此属外湿；若素体脾虚、运化失常，则水湿内停，此属内湿，内湿流注下焦，影响妇女任脉、带脉，则出现带下增多，经行前后浮肿、妊娠水肿、月经不调、闭经、不孕等，如湿毒下注胞宫，则出现盆腔炎、阴道炎等。

瘀者，积血也，凡血液运行不畅，滞于脉道之中，或体内留有离经之血未能吸收消散皆可形成瘀血。妇女有经、孕、产、乳等生理特征，以血用事，血分易虚易瘀，瘀阻气滞可出现月经失调、痛经、闭经、崩漏、不孕、癥瘕等，导致瘀血的原因有气滞、气虚、寒凝、血热、外伤、情志郁结等。

自古以来，湿与瘀是中医两大致病因素，治疗上常分门别类治疗，如治湿有健脾化湿、燥湿、利湿等法，化瘀则有行气活血、补气活血、温通祛瘀、清热化瘀、活血化瘀、疏肝解郁等法。

首届国医大师、桂派大师班秀文教授认为：湿与瘀都是人体疾病过程中的病理产物，瘀血为有形之邪，积聚留着，难以速消；湿乃阴浊之邪，重着黏滞，瘀血与湿邪互结，合而致病，则胶结难解，缠绵难愈，而"妇女疾病的发生，俱是带脉以下的病变，胞宫位居下焦阴湿之地，湿为阴邪，其性重浊黏腻，既能阻遏阳气，使气机升降失常，五脏气血不和，经络阻滞不畅，复能直接阻滞胞脉而损害胞宫"，"妇女以血为主，妇科疾病尽管错综复杂，但总而言之为经、带、胎、产之变，其病变与血分的虚瘀密切相关"（《班秀文医论医案选》）。瘀血形成的相关因素如气滞、寒凝、热郁、脾虚、肾虚等在导致疾病的病理机转中，都与湿邪内生有着密切的关系：因气滞可致水停，寒凝可阻遏阳气；气虚可使脾失健运；肾虚则温化失职等，均可影响机体津液的运行和蒸腾气化，最终导致水湿阻滞和瘀血阻滞的病理改变，出现妇科的月经失调、痛经、带下、癥瘕、不孕等疾患。故班老提出"治经必治血，治血不忘瘀"及"治带先治湿，治湿不忘瘀"的"湿瘀相关"学术观点，指导临床实践。

二、经带双向调节法

《素问·骨空论》指出"任脉为病……女子带下瘕聚"，《金匮要略·妇人杂病脉证并治》有"妇人经水闭不利，脏坚癖不止，中有干血，下白物，矾石丸主之"的记载，实为经带并病之最早记载。南方气候温暖多湿，天暑下迫，地湿上蒸，人在气交之中，易感暑湿之邪，湿性重着黏腻，若与胞宫胞脉瘀血相结合，则易形成湿瘀为患。经者，血也；带者，湿也。妇科病尽管错综复杂，但主要是经、带、胎、产的病变，其致病因素有外感六淫、内伤七情、多产房劳之分，其病性有寒、热、虚、实的不同，但妇女以血为主，经、带、胎、产以血为用，故病变与血分的虚、瘀息息相关。而带下病的产生，虽有诸多原因，但均与水分精液不能输布生血，反而潴留为湿有关，湿邪流注下焦，停滞胞宫，损伤冲、任、带诸脉而引起病变，湿的轻重多少，直接关系到病情的深浅程度，湿重带多，湿轻带亦少。《傅青主女科·带下》有"夫带下俱是湿证"之说，说明了湿与带下病有密切关系。由于湿性重浊黏腻，湿可致瘀，而瘀阻气机形成气滞血瘀，瘀也可致湿，从而形成恶性循环，这是导致妇科疑难病久治不愈的原因。湿瘀阻滞下焦胞宫胞脉，既能使脏腑气机升降失常、气血失调，又能造成胞宫胞脉瘀滞，出现月经紊乱、带下量多、少腹小腹疼痛、怀孕困难或受孕之后堕胎小产之变。月经病可致带下病，带下病也可致月经病，从而出现"经带并病"的结果。在治疗上，根据"湿瘀相关"的理论，可从经治带，也可从带治经。经病为主者，以治经病为主，兼治带下病；带下病为主者，则治带为主，兼治经病。经带并治、双向调节、化瘀利湿，能明显提高临床疗效。

班老率先在国内提出"经带并治，双向调节"学说，指出治疗妇科病要注意带病、经病之间的密切关系，分清带病、经病孰轻孰重，灵活采用治带及经或经带并治之法。在湿浊带下严重时，常通过经带调治方能取效。这一疗法完善了中医妇科学调经治带的内容，有效地指导临床实践。

三、湿瘀并治、经带双向调节特色治法的临床运用

在"湿瘀并治、经带双向调节"特色治法的指导下，我们针对妇科疑难病症盆腔瘀血综合征、子宫内膜异位症分别提出了"调理肝脾、化瘀利湿"及"温肾化瘀利湿、行气止痛散结"的治法，并在结合班秀文教授临床常用验方的基础上，创制了"盆瘀饮""癥痛饮"等方药。

1. 盆瘀饮

由丹参、当归、赤芍、白芍、川芎、泽兰、莪术、白术、茯苓、泽泻、延胡索、川楝子、炙甘草等药物组成。方中重用丹参、赤芍、白芍和营养阴、敛肝止痛，且丹参一味，功同四物，配当归、川芎补

血化瘀，使肝经得养、肝气疏畅，气行血行。其中白芍配伍甘草又为芍药甘草汤，二药合用，柔肝缓急止痛；延胡索、川楝子疏肝理气、行气止痛，佐莪术化瘀消积；泽兰既化瘀又利湿。全方共奏调理肝脾气血，化瘀利湿缓急止痛之功，恰合盆腔瘀血综合征病机。

2. 蠲痛饮

由丹参、当归、川芎、补骨脂、白术、土茯苓、泽兰、龙血竭、田七等药物组成。方中丹参、当归、川芎等补血行血，补中有行，补血而不滞血，结合女性血常不足，易虚易瘀的特征，以扶正祛邪；补骨脂、白术、土茯苓合泽兰既化瘀又利湿，使湿祛瘀化，利湿而不伤阴；龙血竭、田七等化瘀散结止痛。全方不仅能调和肝脾、化瘀利湿，还有温肾化瘀助孕、行气止痛散结之功，能止痛、控制子宫内膜异位症术后复发、防止粘连等。动物实验也证明蠲痛饮可导致异位子宫内膜组织细胞解聚，使子宫内膜上皮细胞之间以及子宫内膜上皮细胞与基质之间的黏附作用降低，从而变得易于解离、脱落，使异位子宫内膜病灶缩小甚至消失，使释放到腹腔的细胞间黏附因子（ICAM-1）量明显下降，从而降低异位病灶周围腹腔液的黏附性，使病灶外环境明显改善，对机体免疫功能作用减弱，从而起到治疗异位病灶、改善机体功能的作用。

妇科病中经、带、胎、产及不孕等病为临床常见病、多发病。中医治疗方法和原则是在积累了相当多的医疗经验的基础上总结出来的，历代医家从各自不同的环境及医疗实践中总结出的系列有效方剂，对于提高中医妇科医疗水平，造福更多的民众，有着深远的意义。

经带并治举隅

月经病和带下病是妇科常见病、多发病，古今医家多分门论治，但从临床看来，两者可独立为症，也可相兼为病。其病因与脾脏运化失调、肝脏疏泄失职、肾脏蒸化蛰藏失司有关。故可抓住主证，或从带治经，或从经治带，从而使冲任调和，带脉稳固，脏腑功能恢复正常。

一、治经治带，以肾为宗

经为血化，如潮有朝夕，每月一行；带为阴液，津津常润，泌之有节。经血和生理带下俱为水谷精微所化，施泄于胞宫，异名而同类。脏腑、经络功能正常与否，与经带的生化和调节息息相关。五脏之中，又以肾为主要，盖肾主水，藏精而系胞，为生殖之本，阴阳气血之根，精能化血，血能生精；冲为血海，任统诸阴，二脉俱起于胞中，受带脉所约，通于肾气。故肾气不足，则太冲脉虚，任脉衰少，带脉失约，胞宫藏泻失职；肾气通于肝，肾水不足，则肝木失养，或郁怒伤肝，忧思伤脾，又可致肝失疏泄，脾失健运，进而影响到经带的正常生化与调节。经血失于正常的统摄与藏泻，则可出现月经紊乱；水谷精微不能化赤为血，反潴为湿，则带下绵绵；或经血失于固摄，与浊液夹杂为病者，既要调经，又要治带，在补益肾气的基础上，疏调肝气，扶助脾元，调和气血，燮理阴阳，从而达到经带并治的目的。临床症见带下量多，色白质稀，或赤白带下并行淋漓数月不净，伴倦怠乏力，腰膝酸软，头晕耳鸣，舌质淡，苔薄白，脉沉细者，常可用归芍地黄汤合缩泉丸或归芍异功汤合乌贼骨丸，酌加桑螵蛸、白果、苍耳子等温肾健脾，养血柔肝，调冲摄带；若肾虚水不涵木，肝郁化火，湿热下注者，则选用知柏地黄汤或龙胆泻肝汤合四妙散加减以泻肝肾之火，利肝经湿热。

陈女，20岁，未婚。1989年5月30日初诊。13岁月经初潮即经行紊乱，月经时而超前十天半月，时而间月一行，量多色淡质稀，其时淋漓数月，需用止血剂方止，平素带下绵绵。西医诊为"青春期功能失调性子宫出血"。诊时带下量多，色淡质稀，头晕腰酸，形瘦乏力，舌质淡，苔薄白，脉细弱。证属肾脾两虚，冲任失调，经带并病。治拟补肾健脾，固摄冲任，调经止带之法。

方药：菟丝子20g，党参15g，炙黄芪15g，炒山药15g，枸杞子10g，覆盆子10g，山楂10g，茺蔚子10g，苍耳子10g，炙甘草6g。

守方服药十余剂，带下减少，头晕腰酸诸症消失。6月17日行经，6天干净，唯经量偏多，经后带下微黄。此为肝肾阴虚，湿蕴化热，治宜滋养肝肾，清热利湿。药用归芍地黄汤、四妙散加土茯苓、佩兰等。共调理3个月，经带正常。2年后随访，疗效巩固。

二、血虚湿滞，经带并治

吾师班秀文教授有一医训："治经必治血，治带不离湿，治湿不忘瘀。"盖湿为阴邪，其性重浊黏腻，最易阻遏气机，以致阳气不伸，经脉不利，血行不畅，由湿可致瘀，故"治湿不忘瘀"。又因脾为土脏，位居中州，上输心肺，下达肝肾，外灌四旁，主运化水湿，故治湿必先治脾。然肝为藏血之脏，体阴而用阳，为冲脉所系，肝脉络阴器，故理血又须调肝。妇人一生经孕产乳以血为用，血常不足。肝血不足，气常有余，则肝阳偏亢，若郁怒伤肝，肝失疏泄则血海蓄溢失常，木旺乘土则脾失中和，运化失职。肝脾功能失调，可致湿瘀壅滞胞宫，久则化热生火，损及带脉则带下不绝，灼伤血络则为经行失调；瘀积胞中，阻滞胞脉，还可致痛经、不孕。故治疗此类疾患，必须从调理肝脾入手，因势利导，既要健脾利湿，又要养血化瘀，对湿浊带下严重者，更通过治带而调经。根据妇人多虚、多瘀、多湿的特点，选用《金匮要略》中当归芍药散为主方加减运用。该方气血兼顾，攻补兼施，具有养血柔肝、活血调经、健脾利湿之功，全方药性平和，既无偏颇之性，又无燥热腻滞之弊，对经带并病、肝脾不和、湿瘀为患者最为相宜。湿毒较重者，则选用鸡血藤、丹参、土茯苓、忍冬藤、连翘、蒲公英、马鞭草、败酱草、龙胆草等清胞中之火，利下窍之湿，解毒化瘀，从带治经。

张女，27 岁，1990 年 10 月 15 日初诊。痛经、带下、继发性不孕两年余。自 2 年前产后出现带下量多，外阴瘙痒，月经愆期，经行少腹小腹剧痛，经量减少，色暗夹块。产后两载，尚无孕育。诊时带下色白，黏稠腥秽，阴部瘙痒，少腹隐痛，白带检查为霉菌性阴道炎。舌淡红，苔薄腻，脉细缓。证属湿瘀阻滞胞宫，冲任带脉受损，湿蕴生虫，治宜清利湿热，化瘀止痒，佐以益肾调冲。

方药：当归 10g，川芎 6g，赤芍 10g，白术 10g，土茯苓 20g，泽泻 10g，鸡血藤 20g，丹参 15g，补骨脂 10g，槟榔 10g，苍耳子 10g，红枣 10g。水煎服。

服药 7 剂后，带下阴痒大减，经行少腹小腹痛消失，经量增多。守方加桑寄生、菟丝子、补骨脂、紫石英等益肾调冲。8 个月后随访，月经、带下均正常，已受孕。

子宫内膜异位症的治疗

子宫内膜异位症是指具有生长功能的内膜组织出现在子宫黏膜以外的身体其他部位（如卵巢、腹腔、鼻黏膜等）的疾病，是育龄妇女常见病之一。该病的发生率近年有明显增高趋势，已成为一种"现代病"。80% 的病人有明显痛经，50% 合并不孕。其临床表现多种多样，组织学上虽然是良性的，却有增生、浸润、转移和复发等恶性表现。本病所引起的痛经、慢性盆腔疼痛和不孕严重影响着妇女的健康和生活质量，是妇产科医生感到棘手的疾病之一。

子宫内膜异位症的主要病理变化，是异位种植的子宫内膜随卵巢激素的变化而发生周期性出血，病灶局部反复出血和缓慢吸收导致周围纤维组织增生、粘连，出现紫褐色斑点或小泡，最后发展为大小不等的实质瘢痕结节或形成囊肿。典型的异位囊肿大小不一，以

5～6cm 为多见，最大可达 25cm。由于囊肿张力较大，囊壁厚薄不均，易反复形成小的破裂，破裂后囊内容物刺激局部腹膜及卵巢形成炎性反应，导致卵巢破裂处与周围组织粘连。粘连多发生在子宫后方阔韧带后叶及盆腔侧壁，致卵巢固定，在盆腔内活动受限，几乎所有的异位囊肿在手术剥离时均发生破裂，这无疑给该病的复发埋下了隐患。

临床对 6cm 以上囊肿常采取手术治疗，常用的有子宫内膜异位症病灶减灭术、卵巢巧克力囊肿剔除术或电灼术，由于本病常有盆腔粘连，解剖结构不清，故手术难度较大。目前该病以腹腔镜确诊，手术加药物为首选的治疗方法。单纯手术治疗和单纯药物治疗均有其局限性，如严重粘连时手术难以彻底清除病灶，保留生育功能的手术不能防止新病灶生长，单纯西药治疗对大的病灶无效等，且疗效存在个体差异、停药后易复发。对本病的药物治疗主要有期待疗法，助孕技术的应用等，其疗效肯定，但存在着很多问题，如假孕及假绝经疗法，停药后复发率高且用药期间不能妊娠，有些药物治疗费用较高，副作用大，会引起围绝经期综合征、骨质疏松、夫妻生活质量下降等。反向添加疗法的剂量不易掌握，手术治疗复发率高，助孕技术受孕率较低，且花费大。鉴于上述种种问题，选择一种既安全又有效的抑制术后复发、粘连，促进生育的方法已成为临床需求。由于中药能改善子宫及盆腔内环境、防止粘连，尤其是对于不孕患者能明显提高术后妊娠率，因此采用西医手术治疗加中药预防复发、减少粘连已成为目前治疗的理想方法。

中医古籍无子宫内膜异位症这一病名，对本病的认识见"痛经""癥瘕"中。古代中医对痛经和癥瘕的病机认识主要以寒邪和瘀血为主。《灵枢·百病始生》提出"积之始生，得寒乃生……卒然外中于寒，若内伤于忧虑，则气上逆，气上逆则六输不通，温气不行，凝血蕴里而不散，津液涩渗，着而不去，而积皆成矣"，寒气内袭，气血运行不畅，血凝于里，则成腹痛之症，久之则积聚乃生。此外，脏腑功能失调，也可导致积聚，《灵枢五变》提出"皮肤薄而不泽，肉不坚而淖泽，如此，则肠胃恶，恶则邪气留止积聚，乃伤脾胃之间，寒温不次，邪气稍至……大聚乃起"，指出肠胃、脾胃功能失调可导致积聚。

　　近代中医对子宫内膜异位症的病机进行了大量的理论探讨和临床验证，在一定程度上达成了共识，即本病的根本病机为血瘀。1990年全国中西医结合学会妇产科专业委员会第三届学术会议将子宫内膜异位症确定为血瘀证。各学者对本病的病机有不同的见解。编者认为对本病的病因病机的认识应该是中西医相结合，根据本病所致痛经、不孕等主症，及病位疼痛固定不移，经血夹块，舌质紫暗，或有瘀点瘀斑，脉涩等临床表现及西医对局部病灶病理变化（增生、浸润、复发、结节）的认识，其病机为瘀血内停是不容置疑的。且研究表明，本病患者血液成浓、黏、聚等高凝状态，甲皱微循环、毛细血管袢顶有淤血存在，均有力地支持瘀血这一病机认识。而瘀血的成因，与妇女特殊的生理密切相关。由于月经为妇女的生理特征之一，月经是由肾气、天癸、脏腑及经络、气血作用于胞宫的产物，是胞宫藏泻功能的生理表现。根据中医及西医对本病的认识，及本病的临床症候表现，本病的瘀血很大程度与湿、瘀有关。由于妇女的特殊生理和解剖及脏腑的不同，湿瘀的形成又与肝、脾、肾功能失调有关。盖肝藏血而主疏泄，体阴而用阳，为冲脉所系，妇女一生经、孕、产、乳，以血为用，血常不足，气常有余，加上女性的个性特点，遇事难以释怀，易为情志所伤而使肝疏泄失常，气机不利，血行不畅而致瘀，同时木旺乘土，则脾失冲和，运化失职，水湿水停，湿瘀相搏，结于胞宫胞脉，不通则痛，久则癥瘕积聚内生。肾主生殖，胞宫、冲任二脉系于肾，肾气的虚衰直接影响到冲任的盈亏、通涩及胞宫的功能，且肾主水，脾主湿，水与湿关系甚为密切。治湿必治水，治水即可达治湿。本病囊肿的内容物则为湿瘀所致。脾运化水湿，有赖于肾阳的温煦。由此可见，肝、脾、肾功能失调，气滞血瘀，痰滞湿阻，为本病发病的内因。由于女子胞位于下焦阴湿之地，南方气候温暖多湿，经行产后，胞脉空虚或盆腔手术损伤胞络，湿浊之邪极易乘虚而入，与胞中瘀血相搏，阻滞胞宫胞脉，内外因合邪，湿瘀互结于胞宫、胞脉而发为本病。湿瘀蕴结的病理格局，古人早有记载：《灵枢百病始生》提出"汁沫与血相搏，则并合凝聚不得散，而积成矣"，"温气不行，凝血蕴里而不散，津液涩渗，着而不去，而积皆成矣"。《素问调经论》提出"孙络水溢，则经有留血"，这些理论都肯定了湿瘀互结为病的病理状态。而本病表现的下腹坠痛，痛点固定，且疼痛缠绵难愈，与湿瘀阻滞、不通则痛、湿性重浊黏腻有关。本病的囊肿为陈旧性血液聚集在囊内形成咖啡色黏稠液体而成，即为湿瘀所致。因此，我们根据上述病因病机创制了治疗子宫内膜异位症的验方蠲痛饮，方中以当归芍药散加田七、鸡血藤、丹参、龙血竭等组成，不仅原袭了当归芍药散调和肝脾、化瘀利湿的功用，还加强了温肾化瘀、行气止痛散结、温宫促孕的功效。

直肠给药是中医治疗盆腔病变常用而有效的方法。直肠给药后，药物经直肠黏膜、上皮细胞吸收 50% ～ 70%，避免首过效应，减轻药物对肝脏的毒副作用，减少药物对胃的刺激，且作用时间长，通过盆腔静脉丛直达病所，作用部位更接近盆腔病灶。故在本病的治疗中除内服中药外，配合用乌药、桂枝、红花、土鳖虫、丹参等药浓煎直肠灌注，内服外用结合可收事半功倍之效。

子宫内膜异位症的中西医治疗优势及对策

子宫内膜异位症（EMT，简称内异症）是指具有生长功能的子宫内膜组织出现在子宫腔被覆黏膜以外的身体其他部位，这些异位的子宫内膜组织在卵巢激素的变化影响下发生周期性出血，伴有周围纤维组织增生和粘连形成。古籍中无 EMT 的病名，多归属中医学痛经、月经不调、癥瘕、不孕等范畴。对于内异症的治疗，无论是西医还是中医，均以减轻和消除疼痛，改善和促进生育机能，减缩及去除病灶，预防及减少复发为目的，西医主要以药物和手术治疗为主，中医主要以活血化瘀为基本治疗大法，采用中药内治、外治、内外合治等综合治疗。

一、西医治疗的优势与对策

西医治疗的优势在于抑制异位内膜组织，使异位的子宫内膜萎缩、坏死，使粘连组织松解，水肿消失，防止其在术中外溢而引起新的种植，同时还能缩小病灶、减少粘连、减轻局部充血，利于手术。

1. 注意痛经出现的时间、规律，鉴别其病因

EMT 最典型的症状为继发性痛经，痛经随局部病变的进展而渐进性加重。典型的痛经多于月经开始前 1 ～ 2 天出现，月经第 1 天最剧烈，以后逐渐减轻并持续至整个月经期。疼痛部位多为下腹深部和腰骶部，可向会阴、肛门、大腿放射。部分患者伴有直肠刺激症状，表现为稀便和大便次数增加。也有腹痛时间与月经不同步者。少数患者长期下腹痛，形成慢性盆腔痛，至经期加剧。其病因至今尚未完全阐明，主要有子宫内膜种植学说、淋巴静脉播散学说、体腔上皮化生学说、免疫学说、内分泌学说、遗传学说、基因学说、侵袭学说、炎症学说和环境因素等。其发病机制的主导理论是经血逆流致内膜种植学说，内膜的种植与生长要完成黏附、侵袭和血管形成，激素及受体在促进和抑制这一过程中起重要作用，局部或盆腹腔的各种酶、酶抑制剂、细胞因子等在其中产生一定的影响作用。可以说，内异症患者处于一种免疫功能降低状态，逆流入盆腹腔的内膜碎片不能被正常地清除，其在激素、细胞因子和酶的作用下，形成异位病灶，产生临床症状。随着腹腔镜技术的广泛开展和对异位内膜组织分子生物学研究的

不断深入，人们对 EMT 的发病过程有了进一步的了解，EMT 的免疫学说和基因学说也得到了更多的理论支持，找寻 EMT 发生发展中起主要作用的易感基因，可能成为今后病因学研究的主要方向之一。

2. 经期治疗，防止病情加重、囊肿增大、粘连形成

西医学治疗本病主要采取假孕疗法，临床上除用炔诺酮、甲羟孕酮、丹那唑、内美通外，还可选用孕激素受体调节剂米非司酮小剂量使用。其作用机制是小剂量米非司酮抑制垂体促性腺激素及卵巢激素的分泌，直接作用于子宫内膜，使子宫内膜萎缩导致闭经，可改善疼痛和缩小病变范围，且无抗糖皮质激素的副作用，被认为是治疗 EMT 安全有效的方法，是一种较有前景的药物。使用方法为米非司酮 12.5mg，每天 1 次，自月经周期第 5 天开始服用，连服 3 ～ 6 个月。若治疗期间未出现闭经现象，可将米非司酮的用药量增至每天 25mg，使其达到闭经，从而实现防止病情加重、囊肿增大、粘连形成的目的。米非司酮治疗 EMT 不仅费用低，且不良反应小，患者易于接受。

3. 有生育计划者宜尽快妊娠

希望生育的患者，应做不孕的各项检查如男方检查、B 超及输卵管通畅试验或子宫输卵管造影术，或腹腔镜下输卵管美蓝液通液试验，必要时解除输卵管粘连及扭曲，配合中药促使其尽早受孕。一旦妊娠，病变组织多坏死、萎缩。分娩后症状可缓解，甚至完全消失。

4. 不孕年限长、年龄偏大者，建议宫腹腔镜检查与治疗

近年来，腹腔镜被认为是诊断子宫内膜异位症的"金标准"，腹腔镜手术提高了 EMT 的诊断率。通过腹腔镜检查，可以确诊 EMT，尤其对病灶较小的患者。对于不孕年限长、年龄偏大者，建议宫腹腔镜检查联合治疗。不孕症的女性患者中，EMT 发病率占 25% ～ 35%。EMT 患者的腹腔液中前列腺素含量很高，引起大量的吞噬细胞入侵腹腔，高度活动，干扰受孕，同时紫蓝色结节造成的盆腔粘连瘢痕形成也干扰了受孕。腹腔镜手术在检查病因后同时可行治疗性手术，首先

解除了 EMT 的病灶，其次恢复正常卵巢、输卵管的解剖关系，解除了输卵管的粘连，改善了盆腔内环境，降低了前列腺素含量，从而改变了输卵管功能，提高了受孕率。腹腔镜手术的应用使许多以往不能诊治的 EMT 通过微创方法得到了诊断和治疗。具有创伤小、出血少、恢复快等优势，有助于降低 EMT 的复发，提高了不孕症的治疗率。宫腔镜检查对于各种原因不明的原发或继发不孕、宫腔粘连，都有很好的诊断价值。

二、中医治疗的优势与对策

中医中药治疗 EMT 有较好的疗效，中医辨证治疗和多途径用药能缓解症状，尤其是痛经和月经不调，可改善体征，且无毒性，无不良作用，特别是补益类及活血化瘀类中药对机体免疫系统的调节具有双相性和多效性，适合于有生育要求的轻、中度患者。中医学认为，血瘀是 EMT 的主要原因，治疗以活血化瘀为主，辅以软坚散结消癥等治法。用活血化瘀类中药治疗内异症对于患者免疫功能的影响屡有报道。中医根据本病特点，采用辨病与辨证相结合的方法，治疗效果显著。在治疗 EMT 的过程中必须抓住以下几个环节：

1. 行经期注意活血疏导，非行经期重在化瘀消癥

活血化瘀中药有改善血液流变学和抗血栓形成、软化粘连、缩小包块、抑制炎症和组织异常增生、镇痛与免疫调节作用。通过改善微循环从而使增生和变性的结缔组织复原，并可调整某些内分泌机能，可促进病变的纤维组织和结缔组织分解和吸收。中医治疗本病能有效抑制异位病灶内膜增生，缩小病灶，改善临床症状，对卵巢功能无明显影响，因而不影响月经和妊娠。通过对 EMT 免疫功能的调节起到"标本兼治"的理想疗效。月经期注意疏导，以活血化瘀、理气止痛为法，可用失笑散为主方加减应用。药用川楝子疏肝理气止痛；延胡索行血中气滞，气中血滞，为止痛化瘀要药；血竭、没药相伍，逐

瘀定痛而不伤血；细辛、白芷，入三阴经及阳明经，散阴寒而止腹痛。平时以活血化瘀、消癥散结为治法，以桂枝茯苓丸为主，随症加减，并配合中药包热熨。方中桂枝温通血脉，消散瘀血；茯苓健脾利湿；牡丹皮活血散结；赤芍药行血中之滞，缓急止腹痛；夏枯草、山慈姑软坚散结；丹参加强活血效力，同时与当归相配养血和血；香附理气解郁。由于本病属中医学之血瘀证，故而用活血化瘀、温经通络的中药如红花、桂枝、川芎、当归尾、艾叶等碾粉加活血化瘀药酒局部热熨，可借助温热之力，使药性透过皮毛、腠理，由表入里，循经络传至脏腑及病变部位，起到疏经通络、温中散寒、畅通气机、镇痛消肿、促进瘀血包块吸收的作用。

2. 分清寒热虚实，辨证施治

由于人体先天禀赋和后天多种因素的影响，疾病又有寒热虚实的不同。临床辨证时在以瘀血为主的基础上，又当从整体出发，分清寒热虚实，辨证施治。临床可分 6 型。

（1）**气滞血瘀型**：治当疏肝理气，活血化瘀，以血府逐瘀汤加减。

（2）**血瘀癥瘕型**：治当活血祛瘀，消癥散积，以桂枝茯苓丸加三棱、莪术、穿山甲等；若兼寒凝血瘀者加干姜、肉桂、小茴香等以散寒化瘀。

（3）**气虚血瘀型**：治当活血祛瘀，补中益气，以补阳还五汤加减；若伴血虚者加熟地黄、何首乌、鸡血藤等养血行血之品。

（4）**阳虚血瘀型**：治宜温阳益气，活血化瘀，药用附子、肉桂、党参、鹿角霜、紫河车、淫羊藿、三棱、莪术、桃仁、当归、赤芍、穿山甲等。

（5）**阴虚血瘀型**：治宜滋阴养血，活血祛瘀，以桃红四物汤合二至丸加减，药用生地黄、熟地黄、女贞子、旱莲草、何首乌、赤芍、桃仁、牡丹皮、当归、川芎、生牡蛎、夏枯草。

（6）**血瘀湿热型**：治以活血祛瘀，清利湿热，药用鸡血藤、丹参、三棱、莪术、马鞭草、延胡索、赤芍、桃仁、红藤、薏苡仁、败酱草等。

综上所述，中医中药在 EMT 治疗中具有独到之处，特别是补益类及活血化瘀类中药对机体免疫系统的调节具有双相性和多效性。但对于重度内异症，如巧克力囊肿较大或盆腔广泛粘连，导致子宫固定、输卵管扭曲者，单用中药难以消散囊肿、粘连，应选择相应手术治疗。而单纯西医治疗，尽管使用米非司酮能使异位的病灶萎缩，但已形成的囊肿和包块结节要使其自然软化和吸收，速度极其缓慢，一旦停药，复发率高。因此，宜采用辨证与辨病相结合的方法，在运用中医活血化瘀药消除癥瘕、囊肿、包块结节的基础上，配合使用西药，使异位的病灶萎缩，两者取长补短，真正达到中西医结合，增强疗效。中西医结合治疗可使子宫内膜在低孕激素环境下萎缩、坏死，病灶吸收，达到彻底治愈或临床症状缓解之目的，值得临床推广作用。

不孕症的中医治疗

中医学对女性不孕症的认识历史悠久、论述众多、治疗方法独特，迄今仍有效地指导着临床。有关不孕症的文献记载最早见于公元前 21 世纪的《周易集解·卷十一》，有"妇三岁不孕"之记载。古人在治疗实践中认识到"种子必先调经""男精壮而女经调，有子之道也"。治疗不孕症方法多样，有内服中药，也有灌肠、针灸、敷贴等治法。临床运用较为灵活多变，可根据具体病情和不同病种选择治疗方法。通过中药调经、促进卵泡生长发育、疏通输卵管等，治疗内分泌紊乱和功能性不孕者，效果显著。而一些器质性病变引起的不孕，如输卵管阻塞、盆腔粘连、子宫内膜异位症等，可视病情的轻重，采用中西医结合治疗，合理恰当运用中药，可取得一定的疗效。用中药治疗，毒副作用小，费用低，用药期间就可以受孕，母婴健康。

由于不孕症是多种妇科疾病导致，虚实夹杂，故治疗不孕首先要诊断明确，找出不孕症的原因所在，除采用传统的中医望、闻、问、切四诊合参外，还采用现代医学的诊断方法以协助诊断，如B超、输卵管通液或输卵管造影等方法，辨病与辨证相结合，分清是功能失调性不孕还是器官病变引起的不孕。分析病位、病性，内外兼治，药物治疗与心理疏导相结合。中医认为，不孕症病机以肾虚、肝郁为主，痰湿、血瘀、湿热、血虚也可并见。治疗以补肾、疏肝、调经种子为主，兼用燥湿化痰、活血化瘀、清利湿热、养血调经之法。

对顽固性无排卵或排卵障碍性不孕、高龄晚婚求子心切的患者，可采用中西医结合的方法治疗。如卵巢功能障碍者在中药补肾调经的基础上，结合西药诱导排卵，或配合针刺疗法、耳针疗法等促进排卵。对于输卵管阻塞型不孕，轻者可用中药口服与灌肠相结合的方法，重者可配合输卵管通液术治疗或腹腔镜诊断和治疗。宫腔镜下输卵管插管通液治疗对输卵管狭窄和伞端轻度粘连有治疗作用，而腹腔镜手术可清除盆腔子宫内膜异位病灶，松解输卵管周围和伞端的粘连，恢复输卵管和卵巢的正常解剖关系。腹腔镜下可行输卵管造口术，术后用中药调理，使其恢复正常功能。盆腔炎、子宫内膜异位症性不孕，可选择中药灌肠、外敷、热敷、离子导入等方法提高局部血药浓度，改善局部血液循环，松解粘连，达到治疗目的。实践证明，中西医结合治疗不孕症已为大众所认同。中药治疗不孕症副作用少，疗效稳定，中西医结合治疗可取长补短，增强疗效。

根据求子之道首重调经的指导思想，治疗上以调经为主，通过望、闻、问、切四诊合参，辨证施治。中医在治疗不孕症上有系统完整的治疗方法和实践经验。其优势表现在：①注重整体观念，综合调理，辨证施治。中医生的每一条处方都是"原创"，量身定制，灵活多变，因人、因地、因时制宜。②对一些疾病，如痛经、月经不调，中药效果较好，对治疗月经不调具有作用持久、标本兼顾、疗效巩固、不易复发等特点，与西药相比副作用小，治疗期间即可受孕，母婴健康。③多种方法，综合取效：除内服外，还有针灸、推拿、热敷、灌肠等多种治法，根据不同的体质、不同病情采用不同的治法。

治疗不孕首先要抓住患者主诉，确立诊断，其次要检查原因，找出病位，分清是功能性不孕还是器质性不孕，以判断预后，通过四诊和参，辨明虚实，依方调治。

中医认为不孕的病机以肾虚、肝郁、脾虚为主，兼夹痰湿、瘀血、湿热，治疗以补肾、疏肝、健脾为主，调经种子，佐以活血化瘀、清热利湿、燥湿化痰诸法，标本兼治。我在长期的临床工作中总结常用的治法有以下几种：

一、调肝理血法

女子以血为本，肝藏血而为女子之先天，肝主疏泄，"月事以时下"是孕育最基本的条件。如症见肝气郁结，心情不舒，忧思郁怒。婚久不孕，月经周期先后不定，经行小腹胀痛，经血夹块，经前乳房胀痛，情志抑郁，烦躁易怒，舌暗红，苔薄白，脉弦。治法：疏肝解郁、养血调经。方用逍遥散加味。药用柴胡、当归、白芍、鸡血藤、枸杞子、素馨花、首乌、鸡血藤、路路通、王不留行、瓜蒌壳、香附、红花等治之。

如不孕伴月经量少，或点滴即净，色淡质稀，或伴头晕眼花，心悸难寐，面色萎黄，舌淡脉细者，治宜养血调肝，补益冲任，方用四物汤加味。药用当归、川芎、熟地、白芍、鸡血藤、丹参、枸杞子、菟丝子、茺蔚子、仙灵脾、仙茅、杜仲、巴戟天、党参等治之。

若不孕伴经前乳房或胀或痛，月经量少或行而不畅，色紫暗，小腹胀痛拒按舌边瘀脉涩者，治宜行气活血，化瘀调经，方用血府逐瘀汤加减。药用柴胡、枳壳、赤芍、桃仁、红花、当归、川芎、香附、牛膝、益母草、刘寄奴、三七、玫瑰花、炙甘草等治之。

若素体热盛，或肝郁化火，使血分伏热，出现不孕伴月经量多，色鲜红或深红，质稠，心烦口渴尿黄便结者，治宜清热凉血，调经固冲，方用丹栀逍遥散。药用丹皮、山栀子、柴胡、当归、赤芍、淮山、茯苓、生地、白茅根、石斛、紫珠草、甘草等治之。

阴虚内热者两地汤合二至丸。药用生地、地骨皮、玄参、阿胶（烊化）、白芍、麦冬、女贞子、墨旱莲、茜草、益母草、甘草等治之。

肝胃实热者清经散加减。药用丹皮、黄柏、青蒿、生地、地骨皮、茯苓、赤芍、紫草、白茅根、茜草、玄参、麦冬、淡竹叶、甘草治之。随症加减，辨证施治。

二、滋补肝肾法

肝主藏血，喜疏泄条达，冲脉隶属于肝，司血海，为调节气血之枢纽，肝血不足，冲任失养，或七情所伤，情志抑郁，疏泄失常，气血不和，冲任不能相资而不孕。肾为先天之本，藏精而主生殖，任脉系于肾。先天禀赋不足，肾气亏损，或房事不节，肾气暗耗，冲任虚衰，胞脉失养，不能摄精成孕。肝藏血，肾藏精，二脏同居下焦，同为女子之先天，若肝肾亏虚则血少精亏，难以成孕。治宜补益肝肾，填精养血。症见不孕伴月经紊乱或先后不定，量少色淡，或闭经，头晕耳鸣，神疲乏力，眼眶暗黑，舌淡红，苔薄白，脉细者，方用黑逍遥散或归肾丸加五子衍宗丸加减治之。药用熟地、淮山、山萸肉、黄精、菟丝子、枸杞子、桑葚、鹿角胶或阿胶、五味子、当归、杜仲、柴胡、白芍、首乌、红枣等治之。对虚衰甚者酌选紫河车、龟甲胶、阿胶、鹿角胶等血肉有情之品，夹瘀者，用三七花、红花、鸡血藤、丹参类。

三、暖宫助孕法

女性属阴，以血为本，血喜温而恶寒，得热则行，得寒则凝。自然规律告诉我们，春暖则万物生长，寒冬凛冽则万物凋零，人与自然同理，故自古就有宫寒不孕之说。女性的子宫就像胎儿的暖房，如果宫内冰冷，胎儿就无法生长发育。人的五脏中，肾为元气之根，若肾阳不足，命门火衰，冲任失于温煦，则宫寒不孕。症见不孕伴形寒肢冷，四肢欠温，少腹发凉，或尿频便溏，检查多见子宫发育不良，排卵功能障碍，月经稀发，闭经等，舌淡红，苔薄白，脉沉细。治宜温肾壮阳，暖宫助孕。方用艾附暖宫丸或右归丸加减。药用艾叶、香附、熟地、当归、白芍、川芎、鹿角胶、杜仲、巴戟天、锁阳、肉苁蓉、红参、黄芪、路路通、炙甘草等治之。

四、清利湿瘀法

广西地属亚热带气候，天暑下迫，地湿上蒸，湿为主要致病因素之一。湿性重浊黏腻，阻滞胞脉胞络，壅塞胞宫，不能摄精成孕。症见不孕或继发性不孕，月经失调，经期延长，带下量多或赤白带下，腰骶酸疼，少腹坠胀，经前乳房胀痛，舌红，苔白腻，或黄腻，脉细弦。多见于阴道炎、宫颈炎、盆腔炎、子宫内膜异位症等。对湿邪这一致病因素，治宜"湿瘀并治"，化瘀利湿，调理冲任。方用当归芍药散合二妙散加味。药用当归、赤芍、丹参、黄芪、淮山、土茯苓、黄柏、苍术、薏苡仁、车前草、牛膝、槟榔、鱼腥草、芡实、甘草等治之。

五、燥湿化痰法

脾主运化水湿，寒湿外侵，困扰脾胃；或饮食不节，恣食肥甘，劳倦内伤，伤及脾胃；或素体肥胖，痰湿内盛，流注下焦，滞于冲任，壅阻胞宫，不能摄精成孕。症见不孕，月经稀发或量少，甚至闭经，形体肥胖，肢体多毛，面色白，嗜睡乏力，头晕目眩，白带增多，大便溏烂，舌淡略胖，脉细。多见于多囊卵巢综合征。治宜燥湿化痰，理气调经，方选苍附导痰汤加减。药用陈皮、制半夏、茯苓、苍术、香附、胆南星、白芥子、党参、白术、鸡血藤、丹参、当归、厚朴、枳壳、炙甘草等治之。

《女科正宗·广嗣总论》有曰："男精壮而女经调，有子之道也。"《妇人秘科》也指出："女人无子，多以经候不调。"临床中不孕症大多伴有月经失调，或痛经、闭经。治不孕之法，均在调经中，中医的调经种子之法，重在调理肾、肝、脾三脏，以补肾气、益精血、调冲任、理气血、平阴阳为总则。

输卵管堵塞性不孕的治疗思路

一、治疗原则

首先要明确堵塞部位，根据不同的情况采取不同的治疗措施；中西医结合综合治疗，缩短疗程，减少对输卵管的伤害。

治疗目的是解决输卵管堵塞；保持输卵管通畅；恢复输卵管功能，提高宫内妊娠率。

根据多年从事不孕症研究和治疗的经验，编者认为本病为本虚标实之证，应采用局部与整体相结合、内治与外治相结合、中医与西医相结合、取长补短的治疗思路，优化治疗方案。

如何做到标本兼治呢？治标就是用中医或西医手术解决输卵管堵塞的局部问题；治本就是用中医中药辨证施治，保持、恢复输卵管功能，整体改善盆腔内环境和输卵管微环境，提高妊娠率。

西医治疗除抗炎、抗结核治疗外，多采用输卵管通液术、宫腔镜下插管通液术、宫腹腔镜等。手术效果取决于输卵管伞端组织保留和完整程度，对较严重的输卵管积水，目前主张切除输卵管或结扎，以阻断积水对子宫内膜环境造成的干扰，为辅助生殖技术创造条件。

尽管对输卵管阻塞的治疗已取得长足的进步,但治疗成功率仍然不尽人意。对重度输卵管堵塞、重度盆腔粘连、输卵管积水导致输卵管功能丧失、手术后中西医治疗无效、年龄偏大者应采用辅助生殖技术治疗。

二、中医中药治疗

盆腔感染是引起输卵管堵塞的主要病因。感染可造成输卵管黏膜急慢性炎症,输卵管炎常继发于阴道炎、宫颈炎、子宫内膜炎、慢性附件炎等疾患,有的临床症状不明显,容易错过最佳的治疗时机,使抗炎治疗不能有效实施。而手术治疗虽然能取得一定的疗效,但手术效果取决于输卵管伞端组织保留和完整程度,且术后疤痕组织增生或再粘连等原因,使输卵管功能受影响,进而影响手术效果。

在西医治疗走入困境之时,中医中药以其无创伤、费用低廉等优势,可作为炎症早期或术后康复治疗、恢复输卵管功能的首选。

（一）病因病机

中医对输卵管堵塞的治疗散见于不孕、癥瘕、月经不调等病症中。"三十年全不产者,胞宫中必有瘀血"(《妇人良方》),"任督之间,倘有症瘕之证,则精不能施,因外有所障也"(《石室秘录》)。瘀血阻络是本病的主要病机。常见有以下因素:

（1）气滞血瘀:足厥阴肝经过少腹而络阴器,输卵管所在,为厥阴肝经所属。女子属阴,以血为用,机体血常不足,气常有余。若忧思、郁怒伤肝,肝失疏泄,可使气机不畅,瘀血内阻,胞络不通。

（2）湿热下注:胞宫位居下焦阴湿之地,热毒、湿浊之邪瘀滞,湿热交蒸,既可使胞脉闭阻,又能灼伤络脉,湿瘀下注,则胞脉不通。

（3）寒湿闭阻:寒、湿均为阴邪,寒性收引凝滞,湿性重浊黏腻。若经行、产后摄生不慎,寒邪入侵,瘀阻血脉,可致胞脉闭阻。

（4）痰湿阻滞:素体肥胖,阳虚不振或嗜食肥甘厚味,痰湿内生,可致气机不畅,胞脉不通。

（5）**手术创伤**：人工流产、腹部手术可直接损伤胞宫、胞脉，使气血失和，聚而不散，形成局部瘀滞；或因金刃所伤，血脉受损，血溢脉外，形成瘀血闭阻。

（6）**气血虚弱**："气主煦之，血主濡之"，气为血之帅，气行则血行。气虚则不能温行，血虚则不能润通，载运乏力。气失所载，血失所养，血瘀气滞，虚瘀不通。

（二）治法

输卵管阻塞不管寒热虚实，瘀血阻络为其病理格局。临床实践证明，活血化瘀对血管、血液流变学、组织纤维化起着多重作用，能疏通瘀滞，松解粘连，恢复输卵管的功能。中医治疗本病有内治和外治两大方法。

1. 内治法

（1）**疏肝理气，化瘀通络法**

适用范围：用于肝郁气滞型患者。

主症：输卵管通而不畅或伞端粘连，经前乳房、胸胁胀痛，经行前后不定，经量多少不一，色暗夹块，脉弦细。

病机：乳房、胸胁为肝经所过，肝气郁结，气机不畅，故经前乳房、胸胁胀痛；肝气疏泄失职，血海开合失司，故经期前后不一；气滞血瘀，胞脉闭阻，不能摄精成孕。

治法：疏肝理气，化瘀通络。

方药：柴胡、枳壳、赤芍、川芎、香附、当归、路路通、穿破石、鸡血藤、丹参。随症加减。

本型与心理因素有关，若早期治疗，配合心理疏导，对输卵管炎症早期、伞端粘连、病情较轻者，疗效较佳。也有因肝郁化火，或肝郁脾虚，出现月经不调、痛经、闭经等。中医中药治疗疗效较佳。

（2）**活血化瘀，软坚通络法**

适用范围：用于瘀血闭阻型患者。

主症：输卵管堵塞以间质部或峡部多见，或伴有附件包块、盆腔粘连，平素少腹小腹胀痛或痛经，面部瘀斑，舌边瘀点，脉沉涩。

病机：外感六淫，内伤七情均可致冲任气血瘀滞，久则瘀血内生。瘀阻气机不畅，不通则痛，故少腹小腹痛，经期疼痛；瘀阻胞宫胞脉则不能摄精成孕。面部瘀斑、舌边瘀点为瘀血阻滞之象。

治法：活血化瘀，软坚通络。

方药：桃仁、红花、当归、川芎、赤芍、鸡血藤、丹参、穿破石、路路通、皂角刺、香附。酌情加虫类化瘀通管药，如穿山甲、地龙、水蛭、土鳖虫。

本证中的瘀血既是病理产物又是致病因素，瘀积日久可形成癥瘕包块，即严重的盆腔粘连、输卵管积水，需手术治疗。本型病程较长，疗效欠佳，若年龄偏大，久治不愈者，应选手术治疗或辅助生殖技术。

（3）燥湿化痰，温经通络法

适用范围：用于痰湿瘀阻型。

主症：输卵管堵塞积水，或伴卵巢囊肿，胸闷食少，面白形胖，或月经量少色淡，带下黏稠，脉沉细。

病机：胞宫位居下焦阴湿之地，房室纵欲，感受寒湿之邪均可损伤胞脉。痰湿为阴寒之邪，寒性收引，湿性重浊黏腻，二邪占据血室，可致阳气不伸，胞脉瘀阻。痰湿宜温宜化，瘀滞宜温宜行。脾主运化水湿，肾为水火之脏。治宜从温肾健脾着眼，燥湿化瘀通脉。

治法：燥湿化痰，温经通络。

方药：桂枝、土茯苓、白术、香附、陈皮、制半夏、丹参、桃仁、当归、赤芍、川芎、泽泻、皂角刺等。

本证本虚标实。即脾肾亏虚为本，痰湿瘀血为标，痰瘀互结，日久缠绵难愈。

（4）益气养血，化瘀通脉法

适用范围：用于气血虚弱型。

主症：输卵管堵塞，月经后期、量少、色淡，面色苍白，或萎黄，头晕目眩，心悸怔忡，神疲肢软，气短懒言。舌淡，脉细弱。

病机："气主煦之，血主濡之"，气为血之帅，血为气之母，气虚则不能行血、化血，脉为血之府，血虚则脉道不充，气失所载。气血亏虚，胞脉失养，枯涩不通。

治法：益气养血，化瘀通脉。

方药：黄芪、当归、赤芍、熟地、苏木、香附、红花、水蛭、田七花、路路通、甘草等。

2. 外治法

内病外治，是中医独有的特色治法，宜根据患者的病史、症状、病程而辨证施用。常用方法有中药灌肠、热敷、针灸等法。临床常用以下方法：

（1）中药保留灌肠

由于解剖上直肠与子宫、附件相邻，通过直肠给药，药物可通过直肠黏膜吸收，药致病所，促使炎症吸收，粘连松解，包块消散，从而达到预期的效果。常用药有清热解毒类药，如红藤、紫花地丁、毛冬青、鸭拓草、鱼腥草、败酱草；活血化瘀类药，如桃仁、红花、丹参、透骨草、川芎、当归；行气通络药，如香附、枳实、路路通、乌药、皂角刺等；消癥散结药，如三棱、莪术、乳香、没药、土鳖虫等。

灌肠方法：选择临睡前，排空大小便后进行。药温在 37 ～ 39℃左右。取左侧卧位，双膝屈曲，床上垫一塑料布保护床褥，肛门插管深度 15 ～ 18cm，导管前端用肥皂水或食用油润滑。灌肠速度不可太快，否则影响药物在肠道内的保留时间。

（2）中药热敷

热敷法是用纱布浸吸药液，敷于患处的一种方法，又称溻法。本法使用安全，操作简便，近期疗效明显。其主要原理是通过热力和药物的协同作用，经皮肤吸收，以达行气活血，散寒止痛，温经通络，祛瘀消肿的作用。能扩张血管，改善局部血液循环，促进局部代谢，有益于输卵管炎症及瘀血吸收。常用药：干姜、川椒、白芷、川芎、艾叶、肉桂、小茴香、羌活、独活、追地风、五加皮、红花、归尾、透骨草、威灵仙、乳香、没药、乌药、鸡血藤等。也可将药物粉碎，加入黄酒搅拌装袋隔水蒸 30 ～ 40 分钟，热敷小腹部 30 ～ 40 分钟。

（3）针灸

针灸是中医学的重要组成部分，具有治疗范围广、收效快、疗效高、操作方便、经济安全、易推广等作用。数千年来，它不仅在我国医疗保健事业中发挥巨大的作用，而且对世界医学也有着深远的影响。治疗输卵管堵塞对肝肾不足者治宜补益肝肾，调补冲任。取穴关元、肾俞、肝俞、三阴交、太溪、照海。脾肾阳虚者，治宜补肾阳，温督脉，取穴中极、命门、肾俞、太溪、三阴交、大赫。肝郁气滞者，治宜疏肝解郁，调理冲任，取穴关元、三阴交、肝俞、太冲、期门、内关。宫寒者，治宜温宫散寒，调理冲任，取穴中极、气海、命门、归来、足三里、三阴交。寒湿者，治宜健脾化湿，调理冲任，取穴中极、脾俞、气海、足三里、丰隆、阴陵泉。以上各型均可配合艾灸疗法，针灸并用，疗效更捷。

中医综合疗法在高龄女性助孕中的应用

女性 35 岁后，生育能力逐渐下降。因此，我们把 35 岁以后的生育称为高龄生育。早在两千多年前的《素问上古天真论》中就指出女性最佳生育年龄是 21 ～ 35 岁，其中 28 岁为生育高峰期，生育力旺盛："女子七岁，肾气盛，齿更发长；二七而天癸至，任脉通，太冲脉盛，月事以时下，故有子；三七肾气平均，故真牙生而长极；四七筋骨坚，发长极，身体盛壮；五七阳明脉衰，面始焦，发始堕；六七三阳脉衰于上，面始焦，发始白；七七任脉虚，太冲脉衰少，天癸竭，地道不通，故形坏而无子也。"随着二胎政策的全面开放，许多处于生育末期的高龄育龄妇女满怀希望地走上了求子之路。

高龄生育面临着"母病"和"子病"的困扰。"母病"即这个年龄段的女性生殖能力下降，不孕的概率增加；即使成功受孕，孕期的各种妊娠病和妊娠并发症也相应增加。"子病"即胎元不健、出生缺陷机会也增多。这些因素都可能影响母子安全。高龄生育给妇产科医生带来了新的机遇和挑战。

一、评估

高龄求子能否成功，卵巢功能十分重要。可从以下几个方面来评估：

1. 年龄

随着年龄的增加，卵巢的储备功能逐渐下降，有证据显示，女性年龄过大，尤其是 35 岁以后，卵子的质量明显下降。年龄 20 ～ 24 岁，不孕发生率为 6%；25 ～ 29 岁，不孕发生率为 9%；30 ～ 34 岁，不孕发生率为 15%；35 ～ 39 岁，不孕发生率为 30%；40 ～ 44 岁，不孕发生率为 64%。可见，35 岁以后生育力下降，40 岁以后尤为明显。

2. 月经情况

月经周期缩短，经量减少或闭经或月经紊乱都可能提示卵巢的功能下降。

3. 基础激素水平

在月经的 3 ～ 5 天抽血化验检查性激素 6 项，其中 FSH、LH、E2 水平高低反映了卵巢的储备功能。抗苗勒管激素（AMH）与卵巢的储备功能密切相关，AMH 越低，卵巢的储备功能越差。

4. 阴超观察窦卵泡数

女子一生卵泡 400 ～ 500 个，每排出一个就意味着所剩少一个。从数目的多少可以反映出卵巢的功能。此外，卵巢的体积、卵巢的血流等指标也可综合参考。

将以上指标综合考虑，才能准确评估生育力。

二、高龄生育面临的考验

女性的生育能力是有限的，而 35 岁以后的生理和病理改变将对生育产生较大的影响，导致不孕、流产、出生缺陷率增加。

1. 卵巢储备功能下降

女性卵母细胞与生俱来，从青春期开始周期性排卵，到了 35 岁以后，卵巢的储备功能逐渐下降，窦卵泡数量减少，卵子质量下降，染色体发生异常的机会增加，受孕的难度加大，亦增加了胚胎移植失败、胚胎停育的机会。

2. 子宫内膜容受性下降

35 岁以后，随着卵巢储备功能下降，雌激素水平降低，子宫内膜的容受性受到影响。有多次流产、清宫病史的妇女亦有可能对子宫内膜造成机械性损伤，甚至引起宫腔粘连。这些情况可直接影响胚胎着床，导致不孕或胚胎移植反复失败。

3. 子宫肌瘤、子宫腺肌病多发

子宫内膜、子宫腺肌病、子宫内膜异位症可导致子宫内膜发育不良；超促排卵方案可导致子宫肌瘤增大，虽然一般不影响胚胎着床，但孕期肌瘤可迅速增大，或有发生妊娠中晚期红色样变、玻璃样变的风险；也有可能引起晚期流产或早产。

4. 剖宫产疤痕憩室

剖宫产后尝试二胎者，有可能面临剖宫产疤痕憩室对妊娠的影响。由于疤痕憩室的存在增加了疤痕妊娠、胎盘植入、晚期妊娠子宫破裂、出血的风险。

5. 其他

代谢性疾病如糖尿病、甲状腺功能亢进或低下和自身免疫性疾病如类风湿性关节炎、红斑狼疮等在治疗时使用的肾上腺皮质激素或免疫抑制剂长期使用会影响卵巢功能；高血压、心功能不全等可增加妊娠的风险。

上述因素中，最主要的两大原因是卵巢的储备功能和子宫内膜的容受性下降，这也是许多高龄不孕女性求助于辅助生殖技术成功率低下的主要原因。中医中药对解决这两大难题有自己的优势和特色。

三、中医药综合疗法助孕

高龄女性、不孕或复发性流产患者、辅助生殖孕前孕后均可用中医药治疗。中医可根据不同的体质、不同的症状、月经及全身情况进行全面调理，标本兼顾。除内服中药汤剂外，还可用膏方、针灸、耳穴、足药浴、药膳等方法来提高卵巢功能，改善卵子质量，提高子宫内膜的容受性，达到孕育的目的。

（一）中药辨证施治

中医认为，肾主生殖，为先天之本；脾主运化，为后天之本，气血生化之源。肾气盛是女性产生月经的先决条件，肾气盛，天癸至则具备生育力，肾气平均则生育力旺盛。脾主运化，脾虚则气血生化乏源，脾胃虚及于肾，天癸竭则不再具备生殖能力。肝主血，为女性之先天，心主血而为五脏六腑之大主，肝血不足，疏泄失调则月经紊乱。多年不孕者忧愁思虑，积郁在心，心肾不交，水火不济，心烦失眠亦可影响生殖功能。故中医中药辨证施治主要从肾、肝、脾三脏入手，兼顾养心安神，调节情志。

（二）膏方

中医膏方又称膏滋，是中华民族灿烂文化的一部分，历史悠久，有强身健体、祛病延年的功效，既是冬令进补的最佳剂型，也是慢性病治疗的有效手段。

膏方主要有五部分组成：中药饮片、细料药、胶类、糖类及辅料。

1. 中药饮片：是膏方的主体，是医生通过望、闻、问、切的详细辨证分析后，根据患者体质的不同与病情的需要，按照中药不同的功效进行选取，以君、臣、佐、使的配伍原则组合成方，既要补虚，又要疗疾，因此药味较多，一料膏方用 30～40 味中药，可服食 50 天左右。

2. 细料药：指贵细药材，如人参、鹿茸片、紫河车、三七、冬虫夏草、灵芝、铁皮石斛等。

3. 糖类：冰糖、红糖、饴糖、蜂蜜等。

4. 辅料：黄酒。

妇女经、孕、产、乳以血为用，多阴血亏虚，而高龄妇女常常肾虚、肝郁、脾虚并存。膏方以补虚为本，药味较多，治疗全面，其中常用的阿胶更是养血补血之佳品。膏方必须由有经验的中医根据病情及患者身体状况量身定做，一人一方，一锅一膏，以为女性调补气血、濡养卵巢为目的，辨证施治，精心熬制。

（三）针灸

以中医理论为基础，通过针刺和艾灸作用于人体体表的一定部位，以调整脏腑气血，达到防病治病的目的，具有治疗范围广、收效快、疗效好、操作方便等特点。数千年来，它不仅在我国医疗保健中发挥巨大作用，而且对世界医学也有深远的影响，它是中医学的重要组成部分，是最主要的非药物疗法之一。

针灸在妇科广泛用于治疗月经不调、痛经、闭经、不孕症、产后缺乳等。它能从根本上调整患者自身功能，补益肾、肝、脾，通调冲任二脉，改善症状。针灸疗法作为一种非药物疗法，对患者进行整体（性腺轴、交感神经、内分泌系统）和局部（子宫和卵巢）的调节，具有多途径、多环节、多靶点的特点。如对多囊卵巢综合征有较好的诱导排卵、降低血中 FSH/LH 比值及雄激素浓度的作用。

（四）耳穴

耳廓是一幅人体缩略图，当身体不适时，耳朵上相应部位会有所表现。通过贴压耳穴，可调节人体阴阳气血，达到治病的目的。

耳穴疗法是一种安全、无药物毒副作用、不伤害人体组织的一种自然疗法。采用王不留行籽在耳穴上按压治疗，可用于治疗痛经、月经不调、排卵功能障碍性不孕、围绝经期综合征等多种疾病，手法简便，费用低廉，患者接受率高。

（五）足药浴

足药浴指选用适当的药物，打粉或水煎后，兑入温水，然后进行足药浴，让药液通过皮肤渗透进入人体血液循环，输布全身，达到防病治病的目的。对多种妇科病有辅助治疗作用。

（六）药膳

民以食为天，饮食不仅是生存的基础，也是治疗的手段。选取药食两用的食材，寓治病于饮食中，患者容易接受和坚持。常用的辅助食材有雪蛤、紫河车、燕窝、花胶等。

雪蛤： 又称蛤士膜，为雌性林蛙的输卵管加工而成。味甘咸，性平，入肺、肾经，有补肾益精、滋肺养阴之功。用于卵巢功能低下，卵巢早衰，因子宫内膜因素所致不孕和先兆流产者，可调节卵巢储备功能，助孕着床，安胎固胎。每周 2 ~ 10g，炖服。

紫河车： 即人胎盘，味甘咸、温，入肺、心、肾经，有补益肾精、益气养血之功。人胎盘自古为滋补上品，能从根本上调节人体生理功能，促进细胞再生。可碾粉或加入乌鸡或猪尾煲汤饮，有助孕安胎作用。

燕窝： 为金丝燕唾液分泌物所筑的窝，富含氨基酸和多种维生素，能补益肺肾，滋阴调中。用于体虚咳嗽、潮热盗汗，有安胎及保健作用，用于多次试管婴儿失败引起阴虚燥热者。

花胶： 又称鱼肚，是鱼的鱼鳔干制而成，含有大量的胶原蛋白，易吸收。具有养阴润肤、美颜抗衰老作用，与燕窝、雪蛤比，有物美价廉之优点。水发后煲汤服。

四、卵巢储备功能下降

卵巢储备功能下降指卵巢产生卵子的能力减弱，卵泡质量下降，导致女性性激素的缺乏及生育力下降，并可进一步发展为卵巢早衰。近年来发病率有逐年上升之势，影响了女性的生殖健康和生活质量。

中医学无此病名，根据其临床表现，归属于"月经过少""月经后期""月经先后不定期""闭经""不孕"范畴。从补肾调冲着手，辨证施治，结合中医周期疗法能安全有效地防治卵巢储备功能下降。

（一）病因病机

中医理论中的肾与女性卵巢功能密切相关，主宰着女性生殖能力的产生、旺盛与衰退。肾虚可导致卵巢功能下降，出现月经量少、闭经或不孕等病理改变。又因女子以血为本，经孕、产、乳数伤于血；肝为藏血之脏，主疏泄，肝血不足，疏泄失常，可致冲任失调，血脉瘀阻，经闭不行。脾为后天之本，气血生化之源，脾虚气血匮乏，可致精血不足，难以摄精成孕。心主神明，胞脉属心而络于胞中，心肾不交，胞脉失养，亦可致不孕。故治疗上以补肾为主，兼顾肝、脾、心诸脏。

（二）辨证论治

1. 肾气虚

主症：月经延迟，或停闭，量少，腰膝酸软，性欲减退，头晕耳鸣，舌淡，苔薄白，脉沉细。

治法：补益肾气，调理冲任。

方药：归肾汤加味。

熟地黄15g，淮山药15g，山茱萸10g，茯苓10g，当归10g，枸杞子10g，杜仲10g，菟丝子20g，紫河车10g，党参15g，覆盆子10g，炙甘草6g。水煎服。

中成药：滋肾育胎丸、肾气丸、乌鸡白凤丸、麒麟丸、安坤赞育丸。

2. 肾阴虚

主症：月经量少或淋漓不绝，色暗质稠或停闭，五心烦热，口干失眠，舌红少苔，脉细数。

治法：滋阴补肾，养血调经。

方药：六味地黄汤加味或归肾汤合玉女煎，易熟地黄为生地黄，加麦冬、玄参。

生地黄 15g，淮山药 15g，山茱萸 10g，牡丹皮 6g，茯苓 6g，泽泻 6g，北沙参 10g，麦冬 10g，龟甲胶 10g（烊化），阿胶 10g（烊化），菟丝子 20g，枸杞子 10g，桑葚 10g，玄参 15g，炙甘草 6g。水煎服。

中成药：六味地黄丸、左归丸、坤泰胶囊、杞菊地黄丸。

（三）其他疗法

1. 定制膏方：因人而异，一人一方。

2. 针灸疗法：体针主穴取足三里、三阴交、关元、子宫、中极。气血不足者，加气海、脾俞、肾俞；阴虚血燥者，加太溪；气滞血瘀者，加合谷、血海、太冲；痰湿阻滞者，加阴陵泉、丰隆。艾灸实证选中极、地机、合谷、三阴交、太冲、丰隆；虚证选肝俞、脾俞、肾俞、关元、足三里、三阴交等。

3. 耳穴：取肾、肾上腺、内分泌、卵巢、皮质下、神门等。

4. 足药浴：鸡血藤、艾叶、桂枝、当归等。

5. 药膳煲：雪蛤、花胶、燕窝、紫河车、鲍鱼等。

五、子宫内膜容受性差

子宫内膜是受精卵着床的必备条件之一，要求受精卵与子宫内膜反应同步。子宫内膜功能层呈周期性脱落与修复，育龄期妇女在月经周期的第 19～24 天，子宫内膜处于一种良好的状态，允许囊胚黏附、穿透并植入使胚胎着床。因此，健康的子宫是保证受精卵着床、胎儿胎盘正常发育的重要条件。若子宫内膜受损、粘连，则影响受精卵在子宫内膜内种植，导致反复流产、不孕等。

研究显示，目前辅助生育的受精率高达 75% ～ 90%，移植成功率为 40% ～ 50%，妊娠率仅为 30% ～ 40%，活产率为 15% ～ 25%，其中着床失败有 2/3 是由于子宫内膜容受性降低导致。如何改善子宫内膜的容受性、提高妊娠率是当前的热点和难点问题。

（一）病因病机

流产、宫腔操作过多则胞宫受损；有些宫腔粘连经多次行宫腔镜分离术仍瘢痕难除，子宫内膜菲薄，月经量少，即使阴阳协调，精卵成孕，胚胎仍然难以着床。治疗宜补肾化瘀，恢复子宫内膜厚度，提高子宫内膜的容受性。

（二）辨证论治

1. 肾虚血瘀

主症：月经量少、色淡，或经行不畅，伴腰酸腹痛，舌暗边瘀，苔薄白，脉沉细。

治法：补肾活血。

方药：归肾汤合血府逐瘀汤。

菟丝子 20g，枸杞子 10g，覆盆子 10g，淫羊藿 15g，巴戟天 10g，肉苁蓉 15g，当归 10g，川芎 6g，丹参 15g，熟地黄 15g，党参 15g，黄芪 15g，路路通 10g，鸡血藤 10g，皂角刺 15g，炙甘草 6g。水煎服。

中成药：肾气丸合血府逐瘀口服液（胶囊）、丹莪妇康煎膏、少腹逐瘀颗粒。

2. 肝郁血瘀

主症：月经量少、色暗，经前乳房胀痛或经行腹痛，精神抑郁，舌淡红，苔薄白，脉细弦。

治法：疏肝养血。

方药：逍遥散合四物汤。

柴胡 6g，香附 10g，当归 10g，赤芍 10g，菟丝子 20g，覆盆子

10g，桑葚 10g，紫石英 15g，丹参 15g，黄精 15g，田七 3g，红花 3g，炙甘草 6g。水煎服。

中成药：逍遥丸、血府逐瘀胶囊、复方阿胶口服液。

（三）其他疗法

1. 膏方：量身定制，一人一膏。

2. 针灸：主穴关元、中极、子宫、三阴交。湿热瘀阻者，加水道、归来、阴陵泉；气滞血瘀者，加血海、气海、内关；气虚血瘀者，加合谷、足三里、八髎、神阙等。

3. 耳穴：肾上腺、子宫、卵巢、皮质下、内分泌等。

4. 足药浴：鸡血藤、艾叶、桂枝、当归、干姜、红花等。

5. 药膳煲：雪蛤 3g 一次，每周 3 次，炖服；炮穿山甲粉，3g 一次，水冲服。

六、复发性流产，反复体外受精 – 胚胎移植（IVF–ET）失败

复发性流产是指与同一性伴侣连续发生 2 次或 2 次以上妊娠并流产者，妊娠 12 周内流产者称为早期复发性流产。属目前妇科常见病、多发病。受到现代生活节奏加快、生活方式改变、女性工作压力增加、食品卫生安全及环境污染等因素的影响，早期复发性流产的发生率有逐年上升趋势。

（一）病因病机

本病的病位在肾、肝、脾，主要病机是肾虚则冲任不固，胎失所系；脾虚则冲任不足，胎失所养；脾肾气虚，则胎失所载而致陨堕。此类患者应在未孕之前即预培其损，已孕之后要补肾安胎，固摄冲任，荣养胎元。中药治疗要坚持到妊娠 12 周后。

（二）辨证论治

1. 脾肾两虚

主症：反复流产史，孕后阴道流血，量少、色淡，腰腹坠痛，头

晕耳鸣，夜尿频频，舌淡苔白，脉沉滑。

治法：补肾健脾，益气安胎。

方药：寿胎丸加党参、白术。

菟丝子20g，杜仲10g，桑寄生15g，阿胶10g（烊化），党参15g，白术10g，炙甘草6g。水煎服。

中成药：滋肾育胎丸、保胎灵片、乐孕宁口服液、孕康颗粒等。

2. 阴虚血热

主症：孕后阴道流血，色红，量少，腰腹坠痛，口干咽燥，大便干结，舌红、苔黄，脉滑数。

治法：滋阴清热，凉血安胎。

方药：二地汤加味。

生地黄15g，地骨皮15g，玄参15g，阿胶10g（烊化），白芍10g，麦冬10g，北沙参10g，苎麻根15g，墨旱莲15g，芡实20g，炙甘草6g。水煎服。

中成药：知柏地黄丸、大补阴丸。

高龄女性生育应量力而行，生命比生育重要。中医妇科在我国悠久的历史长河中为人类的繁衍做出了重要贡献，面对现代高龄生育，中医更应发挥其在养生保健中的独特作用。中医要传承、要创新，应中西医互相补充、取长补短，如此定能提高疗效，造福于更多的家庭。

多囊卵巢综合征不孕治验

多囊卵巢综合征（PCOS）是一种与生殖及代谢异常相关的内分泌疾病，是导致育龄女性月经紊乱、无排卵型不孕的最常见病因。在临床实践中，通常将传统中医中药与西医学相结合，优势互补，在治疗PCOS中能取得较好的疗效。

一、病因病机

随着科学的发展，学科之间不断渗透，西医学对不孕症的检查为 PCOS 的病因、病位、病性诊断提供了条件和基础，使本病的诊断更加明确。西医检查可作为中医四诊的延伸，诊断治疗 PCOS 可采用辨病与辨证相结合的方法。西医认为，PCOS 可能与忧虑、烦恼、恐惧、过度紧张等精神刺激，以及雄激素水平增高等因素有关，可导致 LH 持续高水平，FSH 水平偏低，LH/FSH 值 > 3。由于持续、高水平的 LH 刺激，闭锁卵泡的卵泡膜黄素化，分泌大量的雄激素，从而形成恶性循环，导致 LH 峰值消失，排卵停止，双侧卵巢增大，包膜增厚，卵巢内间质及卵泡内细胞膜增生，以致出现多发性卵泡囊肿合并增厚纤维化胞膜等组织学改变，因卵泡发育和排卵受阻而致不孕。

本病属中医"闭经""月经后期""崩漏""不孕"等范畴。病因虚实夹杂，与肾、肝、脾三脏功能失调有关。"肾主生殖"，"水出诸肾"，肾阳虚，命门火衰，冲任失于温煦，可致宫寒不孕；肾阳虚不能上暖脾土，脾运失职，聚湿生痰，痰湿阻滞冲任胞宫，可致闭经不孕。女子以肝为先天，若素性忧郁或恚怒伤肝，可致肝气郁结，失于疏泄，则脾胃受制，运化失司，湿聚痰盛则形胖；肝郁化火犯肺，肺经郁火蒸腾颜面，可表现为面部痤疮。乙癸同源，肝肾阴虚，血海不足，疏泄失常则月经不调。肾虚、脾虚、肝郁、痰湿、气滞、血瘀导致肾主生殖的功能失常。冲任失荣，气血失调，经络不畅，痰湿脂膜积聚，血海蓄溢失常可致本病。

二、临证经验

中医治病的精髓是整体观念、辨证施治。PCOS 病因复杂，治疗要因人而异，治无定方。编者崇尚张景岳《妇人规子嗣类》之说："种子之方，本无定轨，因人而药，各有所宜，故凡寒者宜温，热者宜凉，滑者宜涩，虚者宜补，去其所偏，则阴阳和而化生著矣"。针对 PCOS 的病机特点，治疗以补肾为中心，健脾疏肝，化痰祛瘀利湿，调经助孕。针对月经周期的不同阶段，采用相应的治疗方法。如月经期血海满盈而泻之时，以四物汤为主方加鸡血藤、丹参、益母草、香附、续断、骨碎补等药养血活血调经；阳虚寒凝者加艾叶、肉桂、小茴香温肾暖宫，散寒除湿；阴虚内热、月经量多者去川芎加牡丹皮、地骨皮、马齿苋、紫珠草、苎麻根养阴凉血；瘀血癥瘕者，加桃仁、红花、生蒲黄因势利导，化瘀调经。经后期为阴长阶段，此时血海空虚，阴精不足，治宜健脾生血，滋补肝肾。常用方为圣愈汤、归芍地黄汤，在辨证的基础上，加紫石英、菟丝子、枸杞子、鹿角胶、龟板胶、紫河车等。形体肥胖者注重健脾化痰祛瘀，常用方为二陈汤合四物汤加巴戟天、淫羊藿、杜仲、鸡血藤、远志、荷叶、泽泻等。排卵期在滋阴养血的基础上，注重补肾益气，佐以活血化瘀以促排卵。在辨证的基础上酌加仙茅、淫羊藿、补骨脂、炮山甲、皂角刺、红花等。经前期以疏肝补肾为主，常用方为黑逍遥散、归肾丸等，酌加合欢花、素馨花、玫瑰花等花类药，以疏肝理气，气行则血行。对病史较长、年龄偏大，孕育要求迫切者，可根据内分泌检查情况，对血睾丸素偏高者，采用西药炔雌醇环丙孕酮配合中药治疗，在月经第 5 天，或撤药性出血第 5 天，口服炔雌醇环丙孕酮 3 ~ 6 个周期，使 LH/FSH、T 降至正常，改善卵巢内环境。停用炔雌醇环丙孕酮后即用中药结合西药氯米芬片促排卵，同时监测卵泡生长，待卵泡成熟后一次性肌注 HCG 5000 ~ 10000U，指导同房。治疗期间，中药从始至终均要注意养血调经，补益脾肾，疏肝理气，祛瘀利湿，选方用药以甘温为主，盖甘则能生血，温能行血，气血调和，痰去瘀化，肾气旺盛，自能孕育。在治疗的全过程，还要注意疏导患者的情绪，使其建立信心，坚持治疗，久必奏效。

三、典型病例

杨某，29 岁，2008 年 7 月 25 日初诊。主诉：结婚 2 年未避孕而未孕，近 2 年来月经量逐渐减少，较原量减少 2/3，色暗，月经延期。末次月经为 2008 年 4 月 20 日，现已停经三个月余，自觉腰酸、头疼、口干。妇科检查：子宫后位，常大质中，左附件区增厚，可触及条索状包块，无压痛。B 超检查：子宫正常，左附件 1.6cm×1.6cm 包块。诊为：①多卵泡卵巢；②畸胎瘤。形体瘦弱，舌淡红，苔薄白，脉细弦。证属肝肾阴虚，冲任失调。治拟补益肝肾，养血调经。方用四物汤合黑逍遥散加减：熟地黄 20g，黄精 15g，柴胡 6g，当归 10g，白芍 10g，丹参 15g，淮山药 15g，茯神 10g，香附 10g，淫羊藿 15g，炙甘草 6g。7 剂水煎服。药已，诸症缓解，守上方加减治疗半年，月经仍不规则，时而 2 月 1 行，时而 3 月 1 行，量少色暗，淋漓不尽。经行第 3 天检查血性激素六项：LH 9.6mIU/mL，FSH 3.1mIU/mL，T 127ng/mL，PRL 23.5 ng/mL，予炔雌醇环丙孕酮片配合中药治疗，用药 3 个月后月经正常，于第 4 个月用氯米芬片促排卵，中药以圣愈汤、归芍地黄汤加紫石英、龟板胶、鹿角胶、菟丝子、枸杞子等加减出入。共治疗 3 个月经周期，经 B 超检测排卵获优势卵泡，于 2010 年 3 月停经受孕。

按：本例患者形瘦体弱，从月经量少发展到闭经，肝肾阴虚，血源不足，治疗从补益肝肾、养血调经入手，用养肝补血的四物汤合黑逍遥散加减，虽有效果但未能形成规则月经，后参考西医检查指标，采用病证结合的方法中西药合用，用西药炔雌醇环丙孕酮抑制 LH 的异常分泌，减少卵巢分泌雄激素，从而有效改善卵巢内环境，提高卵巢功能。与此同时，中药补益肝肾、调经种子，中西药有机结合，经过一年多的努力，终使患者如愿以偿。

调肝补肾论治不孕症 5 例

随着盆腔感染性疾病的增多，继发性不孕有逐渐上升之势。中医治病重视审证求因，辨证施治。从临床来看，由于肝藏血而主疏泄，肾藏精而主生殖，不孕与肝肾有关，多为虚实夹杂之证，以肝肾两虚为主，挟湿挟瘀多见。治疗上宜攻补兼施，调养结合，温化湿瘀，通利经髓，调和阴阳。

一、疏养结合，调补肝肾

肝藏血而主疏泄，喜调达而恶抑郁，为女子之先天。不孕症病情较长，其中多有隐曲难言之苦，若七情过激，阴血暗耗，则肝失所养，疏泄失职；木郁则土壅，脾失健运，化源不足，直接会影响到肾的生殖功能。反之，肾虚则水不涵木，精血两亏。临证可见：久婚不孕，抑郁寡欢，月经紊乱，经前乳房胀痛，面部瘀斑，舌正常或边瘀，脉弦或细。治之既要疏肝解郁，又要温养肝肾。在治疗上分为两步：第一步用疏肝理气，健脾和血之法，方用逍遥散加素馨花、合欢花、玫瑰花、益母草等，使肝气疏调，气机通畅；第二步用温养肝肾，益气养血法，方用归芍地黄汤加仙茅、淫羊藿、茺蔚子、菟丝子、党参、巴戟天等药，二法同用，疏养结合，疏其瘀闭，养其精血，如是则肝气调达，肾精充盈，冲任通盛，生机迅发。

案例

谭某，女，33岁，2011年12月10日诊。结婚5年，迄今未孕。曾行各种检查，未发现异常。平素月经或前或后，量少，色淡暗，经行第一天少腹小腹剧痛，心烦欲呕，腰膝酸软。近年来经行腹痛加剧。末次月经为2011年11月22日。刻诊左下腹隐痛，腰酸，胸闷欲呕，舌淡红，苔薄白，脉细。治之首用柔肝行气和血法。药用：柴胡6g，当归10g，白芍10g，白术10g，茯苓10g，黄精15g，菟丝子20g，枸杞子10g，茺蔚子10g，薄荷3g（后下），炙甘草6g，3剂，水煎服。二诊：药后月经已行，但量少，唯腹痛明显减轻。现月经将净，腰酸如折，夜难入寐，四肢乏力，舌淡红，苔薄白，脉细，拟补益肝肾法。药用熟地黄15g，淮山药15g，山茱萸6g，当归10g，白芍10g，牡丹皮6g，茯苓6g，泽泻6g，桑寄生15g，狗脊10g。4剂，水煎服。3月14日复诊，已停经受孕。

二、养血益精，经调子旺

肝藏血，肾藏精。精血相生相济。女子属阴，以血为本，经、孕、产、乳均可耗伤阴血，血少则不能摄精成孕。正如《格致余论》所言："妇人无子，率由血少不足以摄精也。"临证多见于大病或久病后，或向来经量较多，经期延长，性欲减退，或少腹小腹隐痛不适，面唇色淡，苔薄白，脉细。治宜养血益精，方用四物汤加鸡血藤、丹参、菟丝子、覆盆子、茺蔚子、柴胡、锁阳、淫羊藿，或圣愈汤加菟丝子、枸杞子、女贞子、仙茅、淫羊藿等。

案例

邓某，女，35岁，2011年2月26日诊。婚后6年未孕。月经35～40天一行，量少。平时常觉腰部小腹部酸胀，向会阴部放射，尤以性交后为甚，大便干结。西医检查除黄体功能欠佳外，余无异常。诊时正值经净后第一天，自觉小腹隐痛，形瘦，舌淡，苔薄白，脉细。证属血虚气弱，不能摄精成孕。治宜养血益气，调补肝肾法，方用圣愈汤加味：黄芪15g，党参15g，熟地黄15g，当归身10g，川芎6g，白芍6g，菟丝子20g，枸杞子10g，覆盆子10g，淫羊藿15g，炙甘草6g，水煎服。药后自觉小腹隐痛减轻。守方以鸡血藤、丹参、淮山药、肉苁蓉等药加减出入，服药21剂后受孕。

三、温化湿瘀，通经利水

由于胞宫位于下焦阴湿之地，其病变大多与湿有关。湿为阴邪，其性重浊黏腻，最易阻滞气机，以致阳气不伸，血行不畅；湿瘀郁久又易化热生痰，痰湿阻滞下焦，生气受遏，使肝肾功能失常，冲不能主血，任难以妊养，虽婚而难孕。临证常见月经后期，量少色淡，或闭经，或痛经，或带下量多，或形体丰盛。西医检查有卵巢囊肿，或子宫肌瘤，或输卵管堵塞等。治疗可仿《金匮要略》"病痰饮者，当以温药和之"之旨，温化痰瘀，通行气血，重建生机。临证辨证以寒湿为主者常用桂枝茯苓丸加刘寄奴、莪术、青皮、淫羊藿治之；以瘀滞为主者，用桃红四物汤加急性子、泽兰、路路通治之；以肾虚痰湿为主者，用附子汤加当归、远志、石菖蒲、巴戟天、补骨脂治之；湿瘀化热者，用当归芍药散加黄柏、知母、路路通、急性子、丹参等药治之。

案例

雷某，30 岁，2014 年 4 月 5 日诊。人流术后不孕已 2 年。平素月经量偏多，色暗。带下量多，色白质稀，腰腹隐痛，形体肥胖。B 超检查发现右侧卵巢囊肿。舌淡胖，苔薄白，脉细。证属湿瘀阻滞下焦胞宫，冲任不能相资成孕。治宜温补肝肾，化瘀利湿。药用：北黄芪20g，菟丝子 20g，淫羊藿 15g，土茯苓 20g，白术 10g，川芎 10g，泽泻 10g，当归 10g，赤芍 10g，炙甘草 6g，水煎服。药后腰腹痛减，带下恢复正常。待湿瘀清化后间用圣愈汤加小茴香、淫羊藿、艾叶、肉桂等交替使用，翌年 5 月喜产一男婴。

四、补阴配阳，滋养肝肾

肾藏精而为阴阳之根，肝藏血而主生发，肝肾同居下焦，精血同源，冲任所系；肝肾阴虚则胞宫失于温煦，宫寒不孕；肝肾阴虚或阴虚火旺，则生机受伐。阴虚与阳虚之间互相联系、相互转化。故临床上肾阳虚者宜温肾壮阳，肾阴虚者又应填精补血，但要注意阴阳之间的相互消长关系，在温阳之时，注意选用温润之品，避免刚峻燥热，伤及阴分，常选用仙茅、淫羊藿、肉苁蓉、锁阳、巴戟天、菟丝子、杜仲、紫石英、韭菜子等药；在滋补阴液时应选用甘寒柔润之药，滋中寓清，滋中寓疏，常用北沙参、麦冬、生地黄、熟地黄、桑葚、覆盆子等药，不可过用苦寒，以免伤及阳气。此乃张景岳"补阳配阴"之法。

案例

农某，女，30 岁，2006 年 7 月 8 日诊。婚后 3 年不孕。17 岁初潮，开始月经尚规则，半年后出现月经推迟，有时 3 个月一行，有时 4 个月一行，最长 6 个月一行，经量多少不定。婚后体重平均每年增加 5 公斤，西医检查为黄体功能欠佳，有多囊卵巢综合征倾向。形体肥白，舌质淡嫩，苔白滑，脉虚细。证属肾阳亏虚，宫寒不孕，治宜温补肝肾，暖宫调经。药用艾附暖宫汤加减：艾叶 10g，肉桂 5g（后下），熟地黄 15g，当归 10g，川芎 6g，白芍 10g，补骨脂 10g，葫芦巴 10g，仙茅 10g，淫羊藿 15g，柴胡 3g，炙甘草 6g，水煎服。治疗过程中间用党参、白术、菟丝子、锁阳、巴戟天、紫石英等药加减出入，坚持服用一年余后怀孕。

五、治妻及夫，调和阴阳

孕育的关键在于男精壮，女经调。在治疗中除审视女方寒、热、虚、实而采取不同的治法外，还要重视男方的调理。对男方体质偏弱，平素腰酸乏力，性欲淡漠，或精液检查基本正常或弱精者，嘱其一起治疗。根据男方阳虚阴损的不同，以调补肝肾为主，辨证施治。女方侧重养血调经，温宫通络；男方侧重温肾壮阳，益气生精，使双方精血旺盛，精能摄血，血能裹精，阴阳和谐，自能育麟生子。正如薛立斋所云："女子不孕……更当审男子形质如何，有肾虚精弱，不能融育成胎……"

案例

李某，28 岁，2007 年 1 月 17 日诊。不孕 2 年。平素月经规则，除经前乳房稍胀，心烦易怒外，无何不适，舌脉无异常。其夫扬某，30 岁，除偶有腰酸、肋胀外，余无所苦。精液检查尚能达标，唯畸形率偏高。舌淡红，苔薄白，脉弦滑。女方治以疏肝养血之法，方用逍遥散加味：柴胡 6g，当归 10g，白芍 10g，白术 10g，茯苓 10g，枸杞子 10g，何首乌 15g，远志 10g，夜交藤 20g，合欢花 10g，炙甘草 6g，水煎服；间用归芍地黄汤加黄精、锁阳、淫羊藿、茺蔚子出入，服药 3 个月后，经前乳房胀痛消失。男方治以滋补肝肾，壮阳生精之法，方用五子衍宗丸加味：菟丝子 20g，覆盆子 10g，枸杞子 10g，车前子 10g，桑葚 10g，何首乌 15g，淮山药 15g，党参 15g，肉苁蓉 15g，核桃肉 15g，熟地黄 15g，黄精 15g。守方加减出入；双方坚持服药半年，终于受孕生子。

治肝三法在不孕症中的应用

人类生殖微妙隐曲，固然肾气盛，天癸至阴阳和而有子，但肝藏血而主生发，与肾同居下焦而为女子之先天，其疏泄功能，上能助脾运化以生化气血，下能滋肾以益冲任；女子气机之条达，脏腑功能之协调，无不与肝的功能息息相关。故治疗女子不孕在调理脏腑、气血、阴阳的同时，若重视疏肝、调肝、养肝，从肝治肾，临床可收事半功倍之功。

一、疏肝导滞法

肝木禀春生中和之气，喜条达而恶抑郁，肝又主藏血液，其脉抵少腹而络阴器。故肝气郁滞则气机不畅，三焦代谢失职，水谷精微不能生化精血反为痰浊，痰阻气滞，瘀血内停。气滞、血瘀、痰湿留滞下焦，则可致胞宫胞脉失养，甚者癥瘕积聚内生，难以摄精成孕。正如《丹溪心法》所言："气血冲和，万病不生，一生怫郁，诸病生焉。"临床上病人表现为婚后或人流术后不孕，情绪抑郁不欢，月经或前或后，经前乳房胀痛，或行经少腹小腹胀痛；检查输卵管单侧或双侧不通，或炎性包块，或卵巢囊肿等。治宜疏肝解郁，化瘀通络，使气血调和，胞脉通畅，自能摄精成孕。常用方柴胡疏肝散、逍遥散化裁。酌选素馨花、合欢花、丹参、皂角刺、路路通、炮山甲、穿破石等疏肝解郁、化瘀通络。由于妇女有"血常不足"的特点，对闭结癥瘕宜攻之破之，用乳香、没药、桃仁、红花之属，但宜中病即止，以免伤及正气，应缓补慎攻，因势利导，不可违忤生机，旨在"疏其血气，令其调达，而至和平"。

案例

郭某，女，27 岁，1995 年 10 月 23 日诊。3 年前人流术后迄今不孕。西医检查左侧输卵管通而不畅，泌乳素增高。平素月经尚规则，但经前乳头及少腹胀痛，腰胀，曾用西药克罗米芬、绒毛膜促性腺激素治疗，经量日渐减少，形体消瘦。时值经前，自觉左少腹胀，放射腰背，舌淡红，苔薄白，脉细弦。证属肾虚肝郁，治宜疏肝解郁，导滞通脉，佐以补肾养肝。药用柴胡 6g，当归 10g，白芍 10g，香附 10g，素馨花 10g，菟丝子 20g，覆盆子 10g，莪术 10g，鸡血藤 20g，丹参 15g，每日一剂，水煎服。药 4 剂后经前腹胀减轻，经量增多，继用归芍地黄汤加仙茅、淫羊藿、紫石英等与上方交替服用，共服药 21 剂，停药受孕。

二、培土荣木法

肝为将军之官，以血为本，以气为用。妇人经、孕、产、乳数伤于血，血常不足，血虚则肝木失养，生发无能。脾胃居中属土，为气血生化之源。冲为血海隶属于肝而附丽于阳明。脾胃健运，则血气旺盛，肝血充盈，冲任得养，经嗣如常。故《难经》曰："损其肝者缓其中。"又脾以升为健，肝脏的疏泄、生发有助于脾胃运化。由此可见，脾土赖肝木之疏泄，肝木靠脾生血荣养，肝气条达，脾气健运，则气血充盛，水谷之精充养肾精，使肾精足，肝血旺，则冲任得养，育麟有期。若恚怒伤肝，或饮食不节，损伤脾胃，均可致木郁土壅，血气失和，湿瘀互结，使冲任不能相资，难以摄精成孕。临床症见月经或多或少，经后淋漓难净，平素带下量多，白黄或赤白带下、或少腹小腹隐痛不适。西医检查多为慢性附件炎、盆腔炎或输卵管不通。治宜选用当归芍药散或四妙散合异功散，酌加柴胡、香附、玫瑰花、通草、山楂、茜草等，既可疏肝行气解郁，又可芳香温化健脾，务必使肝气条达，湿祛瘀停，胞脉畅通，继以补肾固本而收功。

案例

黄某，30岁，1994年3月25日诊。继发性不孕2年。一年前又因右侧输卵管妊娠破裂大出血行右附件切除术，术后半年行输卵管通水术示输卵管堵塞。诊时小腹灼痛，腰酸而胀，带下量多，白黄相兼，纳少便溏，舌暗红，苔薄黄腻，脉细弦。证属肝肾亏损，脾虚湿蕴，郁久化热，灼伤胞络，治疗第一步宜化瘀利湿通络，第二步则培补肝肾，调养冲任，方用当归芍药散加味：当归10g，川芎10g，赤芍10g，土茯苓30g，白术10g，泽泻10g，败酱草20g，马鞭草20g，桑寄生15g，川续断10g，甘草6g。药7剂后，小腹灼痛消失，带下减少，守上方间用逍遥散、归芍地黄汤加味加减进退。酌用：三棱30g，莪术30g，虻虫10g，细辛10g，皂角刺30g，浓煎100mL保留灌肠，每天1次（睡前），共调治半年，现已孕6个月。

三、滋水涵木法

妇人以血为主，血生化于脾而藏受于肝，肝血贯冲脉，益肾精，定期疏泄以维持女子正常生理机能。肝与肾同居下焦，肝藏血，肾藏精，精血相互资生转化，经血能充盈，月事能以时下，除肾的蛰藏功能外，尚需肝之应时疏泄排出经血；未孕时，肝为之蓄血以摄精受胎。故肝肾精血盈亏直接影响冲任二脉和胞宫功能。若内伤七情，气机郁滞，或谋虑过度，肝血亏损，或房事纵欲，肾精暗耗，均可致肝气怫郁，疏泄、调血功能失常，既不能"生血气"，又不能主血海，从而使月经紊乱，气血失调，阴阳乖逆，生机郁遏，久婚不孕。治宜从补益肺肾着手，一者滋水涵木，补血养肝，使母旺则子强，二者清金以制木。又因肾主元阴元阳，藏精而主水，"水能生木"，故肾阴虚可致肝阴虚。反之，肝阴亏损则肝阳上亢，相火妄动，亦可暗汲肾阴。故治疗肝肾亏损、肝血不足者，常选用清润之品，滋肾养肝，促使阴精恢复，以保持肝之"敷和"功能。遵《素问·藏气法时》"肝苦急，急食甘以缓之……用辛补之"的理论，稍佐辛苦轻清之品，使补而不腻，以顺其生发条达之性。临床症见久婚不孕，月经后期，量少，色暗，经行前后少腹小腹胀痛、隐痛，平素腰酸，头晕，夜寐欠佳，性欲减退，舌质淡，脉沉细，检查无明显器质性疾患者，治常用归芍地黄汤、杞菊地黄汤、五子衍宗丸、八仙长寿饮加减化裁，酌选少量柴胡、荆芥、细辛、小茴香等一二味，以温调肝气，从而使精气充盛，肝气条达，血海充盈，则月事循常，易摄精成孕。

案例

陈某，30 岁，1992 年 12 月 10 日诊。婚后 2 年未孕，男方检查无异常。月经后期 8～10 天，色量一般，经前乳房及小腹微胀，行经第一天小腹剧痛，10 分钟后可缓解。西医内分泌检查：黄体功能欠佳，妇检子宫后位，偏小。舌尖红，苔薄白，脉弦细。证属肝肾亏损，胞宫瘀滞，治宜滋补肝肾，化瘀消积，方用八仙长寿饮去三泻加味：熟地黄 15g，淮山药 15g，山茱萸 6g，北沙参 15g，麦冬 10g，菟丝子 20g，枸杞子 10g，皂角刺 15g，茺蔚子 10g，路路通 10g，水煎服，药十余剂后经行腹痛减轻，继守温阳肝肾之法，以促生发之剂：菟丝子

20g，枸杞子 10g，淫羊藿 15g，巴戟天 10g，当归身 10g，白芍 10g，鸡血藤 20g，茺蔚子 10g，急性子 20g，路路通 10g，红枣 10g，水煎服。经调理 2 个月后，经事如期，后停经受孕。

高龄女性试管婴儿失败后的中医治疗

近年来，试管婴儿很火，试管婴儿是体外受精－胚胎移植技术（IVF-ET）的俗称，是将卵子和精子取出后在体外受精，发育成胚胎后再植回母体子宫内进行孕育的一种体外助孕技术。它是助孕技术的里程碑，主要用于输卵管绝对不通及某些盆腔因素导致不孕的妇女。

在不孕夫妇中，只有少数人需要做试管婴儿，如果能通过中西医治疗而自然怀孕，对母亲、孩子都是有利的。也许有人认为辅助生殖技术飞速发展，如今冰冻胚胎、精子、卵子全部都不在话下，这些高端的医疗技术似乎让我们有了更多的筹码而放心起晚育。可是一旦错过了生育的最佳年龄，这个本来是人类与生俱来的能力，却变得困难重重，需要付出巨大的代价。

在不孕人群中，不乏高龄女士。据统计，在需要借助辅助生殖技术治疗的患者中，超过 35 岁的人占 47.34%，其中已经超过 40 岁的占 30% 以上。因此，不论对辅助生殖治疗的期望值有多高，高龄女性的成功率与年轻女性相比仍然很低。因为高龄女性卵巢的自然老化直接导致生殖能力的衰退，这种随着年龄增大而发生的生殖力下降并不会同因辅助生殖技术的进步而得到改善。同时，因种种原因未能在最佳年龄生育者，应借助中医中药来改善自己的卵巢功能。据不完全统计，使用中药调理半年到一年后，卵巢功能可明显改善，受孕的概率也会提高。

一天，编者的诊室来了一位来自崇左市的陈女士，她不孕已 6 年，试管婴儿失败 2 次，来诊时年已 40 岁，情绪异常低落。她说，由于忙于事业，一直到 32 岁才结婚，婚后 3 个月就怀孕了，但因当时一心扑在工作上，丈夫也在外地工作，无暇顾及家庭，自己也认为正值年富力强，不愁以后没有生育，于是夫妻俩商量后去做了人工流产术。术后避孕了一年，丈夫也调回了当地，工作稳定，事业成功，做了生育计划，很快就怀孕了。可孕后四十余天的一个深夜，阴道突然流血，小腹剧痛，急送到当地医院急诊，经检查为宫外孕破裂，紧急手术治疗，术后切除了一侧输卵管，另外一侧输卵管也肿胀发炎，术后用西药抗炎和中药灌肠治疗 3 个月。此后一直未能孕育，无奈年龄渐大，生育希望渺茫，于是在两年前到南宁某院做了试管婴儿，第一次取卵 6 枚，配成 3 枚孕卵，但因质量欠佳，植入后未成功。1 年后再次取卵，此次取卵 9 枚，配成功 2 枚后植入再次失败，夫妻俩几乎绝望了。经济也亮起了红灯，无法再圆试管婴儿梦。这时，一个老朋友来看她，告诉她有好几位朋友去南宁找李莉教授调理，效果都很好，叫她不妨也去南宁试试。抱着一线希望，夫妻俩乘车一大早就赶到了医院，可到了挂号处，工作人员告诉她，李莉教授的号已经挂满，他们像泄了气的皮球失望地坐在椅子上，神情沮丧。工作人员见况关切地询问了他们的情况，最后找到了我的助手特批了一个挂号名额给她，这才看上了病。我认真地查看了她的病历、资料和手术记录，分析了她的病因，认为她输卵管阻塞是器质性病变，又经过了 2 次试管婴儿取卵的移植，功能受损，需要用中药治疗恢复，加上年龄偏大，更应抓紧治疗时间，由于输卵管是妊娠受孕的唯一通道，如果已经堵塞不通，自然受孕有困难。可以经中药调理身体，治疗休息一段时间后再去做试管婴儿。她满怀希望地配合治疗。当时她主要表现是经过两次试管婴儿后月经量减少，仅为以前经量的一半，伴腰膝酸软，神疲乏力，记忆力减退，饮食饭量减少，大便次数增多，溏烂不成形，舌淡，苔薄白，脉沉细弱。脉证合参，治宜健脾补肾，养血调经。药用：党参 15g，白术 10g，茯苓 10g，陈皮 6g，淮山药 15g，菟丝子 20g，杜仲 10g，巴戟天 10g，麦芽 30g，谷芽 30g，合欢花 10g，炙甘草 6g。药用 7 剂后自觉精神睡眠改善，食欲增加。守方间用黄精、鸡血藤、枸杞子、何首乌、黄芪、当归、熟地黄、白芍、淫羊藿、补骨脂等药加减治疗，月经期用桃仁、红花、当归、川芎、赤芍、路路通、香附、玫瑰花、牛膝、肉桂、益母草、鸡血藤、丹参等药养血通经。她坚持服用中药，配合饮食调养，半年后月经量较前增多，全身状态明显改善，面色红润。她再次到原医院做试管，竟取卵 21 枚，配成优质囊胚 7 枚，移植 2 枚后成功受孕。

试管婴儿失败后，中药、膏方、针灸三联疗法获孕

苏女士，28 岁，2016 年 4 月 20 日初诊。自诉 17 岁时曾人工流产 1 次，婚后于 2012 年、2014 年两次生化妊娠，此后二年余未孕，西医检查为两侧输卵管通而不畅，经多家医院求医，服药无数均无动静。由于求子心切，遂于 2016 年求助于试管婴儿。4 月 1 日取卵 4 枚，4 月 4 日移植，未成功。苏女士平素月经不调，不能每月按时行经，常常 2 个月或 6 个月才行经 1 次。每逢经期都在第 1 天出现小腹剧痛，伴恶心呕吐，大汗淋漓，难以坚持工作。每次月经前常常出现双侧乳房胀痛，去西医院检查和治疗，诊断为"多囊卵巢综合征"，常需服用西药黄体酮片才能行经。B 超检查子宫大小正常，两侧卵巢为多卵泡征。就诊时正值月经第 3 天，小腹胀痛，月经量中等，质稀，舌淡偏暗，苔薄白。四诊合参，诊断为：①继发性不孕；②痛经；③多囊卵巢综合征；④复发性流产。治疗拟养血调经，化瘀止痛为法。方用养血调经汤加味：鸡血藤 20g，丹参 15g，当归 10g，川芎 6g，赤芍 10g，党参 15g，延胡索 10g，小茴香 6g，益母草 10g，川续断 10g，三七 6g，炙甘草 6g，7 剂，水煎服。同时配合针灸治疗。服

药后自觉腹痛减轻，诸症改善。根据患者多次治疗、试管取卵仅 4 枚的经历及月经不调、痛经等现状，我建议苏女士在中药和针灸治疗的基础上，配合膏方、食疗、中药温敷、足浴等方法，多管齐下以调经助孕，尽快恢复卵巢功能。患者欣然接受了我的建议。膏方药用：党参 150g，白术 150g，黄芪 150g，当归 100g，白芍 100g，川芎 60g，熟地黄 15g，生地黄 150g，菟丝子 200g，枸杞子 100g，沙苑子 100g，山茱萸 100g，茯苓 100g，杜仲 100g，巴戟天 100g，锁阳 100g，补骨脂 100g，淫羊藿 150g，仙茅 60g，红景天 100g，素馨花 100g，路路通 100g，红花 30g，玄参 150g，黄精 150g，麦芽 300g，陈皮 60g，鸡血藤 250g，牛大力 250g，淮牛膝 100g，香附 100g，延胡索 100g，三七粉 60g，核桃 150g，红枣 150g，紫河车 100g。另加山东福牌阿胶 250g，冰糖 250g，黄酒 500g，收膏。她积极配合治疗，但日子一天天过去，转眼已超过应行经的日期近半个月，她期望按时行经的疗效并未显现，自测孕 HCG 为阴性，显然没有怀孕，似乎上述治疗并没有预期的效果，苏女士又陷入了焦虑和失望。

她食不好，寝不安，见到我也没有像前几次取药看病时那样充满笑容了。因为苏女士患有多囊卵巢综合征，以往大都需要服用黄体酮方能行经，药物依赖过久，现在单纯用中药治疗自然是不会如期行经的，需要治疗一段时间。于是我又耐心细致地向苏女士解释了她的病状和治疗方案，继用中药补益脾胃、暖宫助孕。中药用了熟附子、小茴香、杜仲、巴戟天、鸡血藤、党参、白术、茯苓、当归、川芎、白芍、黄芪、沙参、麦冬等药物。配合膏方和食疗，每周 2 次针灸。

时间很快，不觉苏女士服药已有 55 天，月经还是未见来潮，但自觉早晨起床恶心欲吐。当天一早来到我诊室时，她见已有很多患者在排队，自觉无聊，便抱着试试看的心情去开单化验血 HCG。拿到化验单时，居然看到血 HCG 为阳性，她简直不敢相信自己的眼睛——这样的好运竟然降临到她的头上！真是不敢置信，苦苦寻医问药两年多来，花了多少积蓄、费了多少时间都无法解决的不孕难题，现在居然不到2个月的时间就解决了，她不禁喜极而泣……

妇科病不是癌症、绝症，关键是如何去治疗，也就是说选择什么方法很重要，同时耐心和信心也很重要。在女性延缓衰老，治疗疾病的过程中，采用多种方法，内服外用，取效更捷。中医除把握病人的病史、症状、体征而辨证用药外，还提倡饮食治疗，又称食疗，即根据不同病人的体质和病情选用一些血肉有情之品进行治疗，苏女士在综合治疗的同时，还服用了有调理气血、补肾生精、促卵助孕的中药奢侈品——膏方，又称为膏滋。膏方是中药中的精品、极品、珍品。本膏不是网上、药店、超市中买到的阿胶糕、固元膏，而是一拉成丝、滴水成珠、又黑又稠、堪比金玉的膏滋，必须由有经验的中医根据患者病情及身体状况量身定做，辨证施方，精心熬制而成，一人一方一锅一膏，从为女性补气血，养卵巢出发，因人而异，据各人体质、病性精心调方。膏方一般由30～40味中药组成，一张处方可分为补益、对症治疗、健脾和胃、辅料类四大类，以补虚为主，兼顾他症。如苏女士的情况，既往有月经不调（多囊卵巢综合征）、痛经史，又经历了两次流产，卵巢功能受损，储备不足，在行试管婴儿取卵时仅能取出4枚卵子，故我在为苏女士制定治疗计划时，除内服中药外，针灸、食疗、中药足浴、温灸包温敷、膏滋，多管齐下，既能尽快恢复卵巢功能，又能补血养颜，调经助孕。事实确是如此，一瓶膏滋尚未服完，效果即已显现，不得不佩服中医中药之神奇……

发热、晕厥、不孕的复杂病案

在众多不孕患者中，有着许多临床表现奇异的案例。在2012年，我曾经诊治过这样一例长期低热、晕厥的不孕症患者。

黄女士，36岁，住南宁市西乡塘区某镇，她自1999年开始出现月经不调，一年中仅行经2～3次，最长时停经7个月之久。还在少女时期，她就开始四处求医，市中各大医院都留下了她的足迹。求医服药几年下来，不仅月经没有多大改善，反而出现低热的症状，常年体温在37.3～37.8℃之间。更使她难堪的是，她还常会无故晕厥、不省人事，大约一分钟左右才能逐渐恢复常态，严重时这种晕厥一个月会出现五六次之多。多年来，她饱受病痛的折磨，发热，纳差，大便溏烂，四肢乏力，不能工作，只能躺在家中，生活也陷入了困境。2009年，经人介绍，她和大她十余岁，下肢残疾的男人结了婚，丈夫虽然是残疾人，但对她很好，生活虽然不是很富裕，但也夫妻和睦，在结婚第二年她就怀孕了，但不幸怀孕3个月时自然流产，以后两年余一直未孕。而发热、晕厥仍不断发作，她只能在当地卫生所开一些退烧药以求缓解。在丈夫的支持下，抱着试试看的心情，她来到了我的诊室。初诊时她面色苍白虚浮，神疲低语，四肢无力，厌食，大便溏烂，每日便3～4次，体温37.8℃，舌淡嫩，苔薄白，脉沉细。四诊合参，此乃阳虚发热，太少合病，逐拟了一条两千多年前老祖宗留传下来的经典方剂：麻黄5g，制附子10g（先煎），党参15g，柴胡10g，葛根15g，茯苓10g，天花粉15g，细辛3g（后下），炙甘草6g。药服3剂后，热退，自测体温36.5℃，但仍觉头晕乏力，纳呆便溏。药已见效，改用补肾健脾和胃之法以治其本。处方：熟附子15g（先煎），党参20g，白术10g，茯苓20g，薏苡仁30g，淮山药20g，芡实20g，黄芪20g，谷芽30g，布渣叶15g，炙甘草6g。药服3剂后食欲改善，但大便仍未成形，头晕，四肢乏力，时隔一周后再次出现发热、晕厥一次。查：体温38℃，面色苍白，神疲乏力，舌质红，苔微黄，脉沉细，病势已从原脾肾虚寒转为阳明实热。从中医理论来说，是病从里出表处于半表半里之象，改拟下方：柴胡10g，黄芩10g，竹茹10g，生石膏15g，薏苡仁30g，神曲10g，石斛15g，麦冬10g，党参 20g，薄荷 10g（后下），炙甘草 6g。服药 3 剂后体温恢复正常，大便好转，由每天 3～4 次减为 1～2 次，能进食，晕厥也近一个月未发作。继用补益脾肾，养血调经之法调理，不久便停经受孕。孕后全家欣喜异常，但后来出现阴道流血，医院诊为先兆流产，虽然住院保胎，但最后还是流产了。经检查其为鞍状子宫畸形，此乃后话。

本案病情复杂，同是发热症状，前后用药各异，或补或清，药随证转，丝丝入扣，因其病情转变较快，用药大多是 3 天剂量，随证处方，辨证论治。

中医处方是望、闻、问、切，四诊合参治疗疾病的结果，也是辨证论治的体现，应用中医处方是一个极为复杂的过程，涉及医者对相关知识的掌握和运用能力。一张优秀的中医处方，应该具备最好的配伍、最少副作用、最好的效果，而要做到这一点，却需要医者有扎实的中医理论功底，丰富的临床经验，进而准确地辨证论治。像黄女士这样发热的疑难病例，一般医师们都习用苦寒清热之剂，如银翘散、桑菊饮之类，但都无功而返。一诊时我根据病人的病史、症状、舌脉辨证，运用了医圣张仲景的麻黄附子细辛汤加味治疗，用附子助少阴之阳，细辛以散少阴之郁，麻黄达太阳之表，起到温经解表作用，从而使邪气从里达表；二诊病邪从里达半表半里，虽同为发热，但症状已改变，故用药则方随证转，所选用的是小柴胡汤加减，采用和解之法，使邪从少阳枢机转为太阳而愈。若无过硬的的中医理论功底，何以能治愈此等疑难病例？

姐妹不孕症

结婚生子是人生必经大事，是男女青年爱情发展的美好结果。但如果一对夫妇在一起生活一年以上未采取任何避孕措施而女方未怀孕者，医学上诊为不孕症。婚后从未怀孕者称为原发性不孕；曾怀孕过，但未避孕超过一年以上未孕者称为继发性不孕，反复流产和宫外孕目前也归属在不孕范畴。姐妹都出现继发性不孕在临床少见，我曾在 2010 年和 2012 年分别诊治过一对继发性不孕的姐妹，经中医治疗，最后双双达到预期效果。

起初是妹妹前来就诊。谭妹，37 岁，教师，住桂林雁山镇，2010年 1 月 25 日初诊。自述：人工流产后不孕已 7 年。13 岁月经初潮，继出现月经紊乱，每月经行 2 ～ 3 次，量少淋漓，每次持续 10 ～ 15天，曾服中西药治疗多年，症状时好时坏。结婚后于 2003 年人工流产 1 次，继后未避孕至今已 7 年一直未能怀孕。为求子她去当地多方求医，医生根据她的病情及化验检查诊断为多囊卵巢综合征，最后还实施了腹腔镜手术，术中检查出输卵管通而不畅和左侧卵巢囊肿，行卵巢囊肿切除及卵巢打孔术。术后用中药治疗，效果不显。由桂林中医专家介绍，今随夫来到南宁治疗。诊时月经仍无规律，每次行经流血 40 ～ 90 天不等，复查结果是除输卵管通而不畅（慢性输卵管炎）外，泌乳素增高。诊断：①继发性不孕；②多囊卵巢综合征。中药辨证为肝脾肾虚，痰瘀气滞。治拟补益脾肾，调肝行气，化瘀祛痰。方用圣愈汤合当归芍药汤加减：党参 15g，黄芪 15g，当归 10g，赤芍 10g，熟地黄 15g，紫石英 30g（先煎），鹿角胶 10g（烊化），巴戟天 10g，菟丝子 20g，枸杞子 10g，覆盆子 10g，炙甘草 6g，水煎服。继用当归 10g，赤芍 10g，川芎 6g，白术 10g，土茯苓 20g，泽泻 10g，路路通 10g，皂角刺 15g，延胡索 10g，香附 10g，炙甘草 6g，7 剂，交替服用。

二诊（2 月 10 日）：药已，无不适。近日来无明显诱因出现口腔溃疡，影响进食，舌尖红，苔薄黄，脉细弦。此乃肝肾阴虚，虚火上炎。治宜滋阴降火，引火归元。药用玄参 15g，生地黄 15g，麦冬 10g，北沙参 10g，牡丹皮 10g，土茯苓 20g，泽泻 10g，牛膝 10g，蒲公英 15g，紫花地丁 10g，肉桂 1.5g（后下），甘草 6g，7 剂，水煎服。

三诊（2 月 20 日）： 月经逾期未行，口腔溃疡好转，舌脉同前。治以活血化瘀通经。药用桃仁 10g，红花 6g，生地黄 15g，当归 10g，赤芍 10g，川芎 6g，香附 10g，泽兰 10g，益母草 10g，马鞭草 15g，枳壳 10g，甘草 6g，7 剂，水煎服。

四诊（3 月 3 日）： 药后月经于 2 月 27 日行，量少，色暗，伴腰酸，舌淡红，苔薄白，脉沉细。月经第三天抽血化验性激素六项值在正常范围内。月经干净 3 天后行输卵管造影术提示：左侧输卵管近端堵塞，右侧输卵管通畅。治以活血化瘀通管法。药用：当归 10g，赤芍 10g，川芎 6g，香附 10g，泽兰 10g，益母草 10g，桃仁 10g，三七 6g，川续断 10g，穿破石 20g，炙甘草 6g，14 剂，水煎服。

五诊（6 月 4 日）： 守上方随症加减治疗，月经大约 2 个月左右行经一次。末次月经为 4 月 13 日，在月经第 5 天配用西药氯米芬片促排卵，每天一次，每次 2 片，连服 5 天。中医治疗用益气养血，温补肝肾，暖宫助孕之法，药用当归 10g，赤芍 10g，川芎 6g，熟地黄 15g，党参 15g，黄芪 15g，杜仲 10g，菟丝子 20g，枸杞子 10g，紫石英 15g，鹿角胶 10g（烊化），龟甲胶 10g（烊化），巴戟天 10g，14 剂，水煎服。在月经周期第 10 天（4 月 24 日）时，B 超监测排卵显示卵泡发育欠佳，在服中药的同时用西药尿促性腺激素 75U，肌注，每日一次，连用 5 天，指导同房。5 月 19 日 B 超监测内膜 16mm，未见优势卵泡，月经已逾期 6 天。以为本月无妊娠希望，遂开温经活血的中药以催经。药用桃仁 10g，红花 6g，当归 10g，赤芍 10g，川芎 6g，熟地黄 15g，附子 10g（先煎），香附 10g，皂角刺 15g，路路通 10g，炙甘草 6g，7 剂，水煎服。药后月经未行，自觉恶心呕吐，乏力嗜睡，用验孕棒自测尿 HCG 为阳性。

谭姐，41 岁，看到妹妹 7 年不孕在我门诊悉心治疗后成功受孕，姐姐心动不已，原来早在心里有过生育男孩的愿望，最后由妹妹带来就诊。谭姐在 2001 年和 2005 年曾顺产 2 个女婴，多年来，家在农村的公婆一直有抱孙子的心愿，但谭姐考虑自己年龄偏大，加之月经不调，一直未能如愿。谭姐也和妹妹一样，13 岁月经初潮后常常不能按时行经，有时 3 个月来一次，有时 45 天来一次。曾在医院检查，子宫附件未见异常，输卵管也通畅，但一直未见怀孕。就诊时行经六十余天，面色苍白，神疲乏力，一派肾虚宫寒之象，检查子宫还有一小肌瘤 8mm×8mm。诊断：①继发性不孕；②月经后期；③子宫肌瘤。处方：制附子 10g（先煎），肉桂 5g（后下），当归 10g，川芎 3g，赤芍 10g，熟地黄 15g，香附 10g，牛膝 10g，鸡血藤 20g，炙甘草 6g，14 剂，水煎服。药后反应不大，考虑到患者年龄偏大，病史较长，宜渐补，治法改用调养肝肾，补益气血之法，药用：党参 15g，黄芪 20g，白术 10g，茯苓 10g，熟地黄 15g，鸡血藤 20g，补骨脂 10g，菟丝子 20g，肉桂 5g（后下），炙甘草 6g。守方加减治疗 3 个月，在继续服用中药的基础上酌情使用西药黄体酮片和环丙孕酮片，中西药双管齐下，治疗历时八个月余，谭姐终于也和妹妹一样如愿以偿，育麟生子。

本案姐妹均为 13 岁初潮，继发出现月经不调，同为一母所生，体质大不相同，但同时出现继发性不孕，仅病情轻重不一而已，究竟月经不调或不孕亦有遗传？目前的医书中尚无记载。

免疫性不孕

小张和小王原是师徒俩，在共同的工作和学习中他们产生了真挚的感情，并于两年前幸福地结合了，商量着要给双方父母一个惊喜——生一个大胖儿子。可是一年过去了，两年过去了，这一对恩爱夫妻却未盼来他们的爱情结晶。于是在双方家人的督促下，他们跑了好几家医院检查，男女双方均未发现异常，这究竟是什么原因呢？夫妻俩陷入了苦恼中。后经朋友介绍，他们来到了我的诊室，我详细查看了他们的检查结果，仔细倾听了他们的诉说，建议他们到医院做一个抗精子抗体检测。两天后，结果出来了，他们夫妻俩血液中均检出抗精子抗体。真相大白，原来是抗精子抗体影响了精子的活力或卵泡成熟，从而导致不孕，这就是临床上常见的免疫性不孕。

何谓免疫性不孕呢？在正常的性生活情况下，抗体对生殖过程中任何一个环节产生自发性免疫，以致影响受孕者称为免疫性不孕，其中抗精子抗体所致的不孕为 10% ～ 30%。在一般情况下，机体的免疫系统对自身抗原具有免疫耐受性，男性生殖系统存在着血睾屏障，精液中含有免疫抑制因子，如果血睾屏障发育不完善或遭到破坏，如手术、外伤、炎症等，导致精子外溢或吞噬细胞进入生殖道吞噬消化精子细胞，其精子抗原激活免疫系统，就会产生精子抗体。对女性而言，精子是外来同种抗原，当女性生殖道黏膜损伤，如盆腔炎、子宫内膜炎、宫颈糜烂时，免疫系统的细胞有可能接触到精子，体内可产生抗精子抗体，从而产生免疫性不孕或自然流产。由于男女双方或一方产生了抗精子抗体，可使精子产生凝集和制动，精卵结合受阻，导致不孕。

听到这里，小张夫妻恍然大悟，但又很快担忧起来："李大夫，我们能治好吗？"我告诉他们免疫性不孕只是一个相对的概念，是因为免疫使生育力降低，暂时导致不孕，而不孕能否继续下去，取决于个人免疫力和生育能力之间的相互作用，如果免疫力强于生育力，则可发生不孕症，反之亦然。中医治疗免疫性不孕是根据个体情况辨证论治的，临床上根据不同的体质和症状常分为肝肾亏损、脾肺气虚、湿浊下注、痰瘀阻络等证型，但多为虚实夹杂为患，本虚标实。中医治疗本病有整体观念强、疗效好、治愈率高、副作用少等优点，在治疗的同时，情志调畅，起居有常，饮食有节，积极治疗及预防生殖损伤和感染是防治本病的重要环节。

小张夫妇听完了我对免疫性不孕的详细分析，对治愈自己的疾病充满了信心。我为他们夫妻精心拟定了中药处方，女方治疗以补益肝肾，养血调经为主，药用熟地黄、当归、白芍、川芎、菟丝子、枸杞子、桑葚、香附、茺蔚子、玫瑰花、大枣、鸡血藤、柴胡、杜仲等；男方治疗用温肾壮阳，养血生精之法，药用附子、党参、黄芪、杜仲、巴戟天、枸杞子、菟丝子、鹿角胶、当归、熟地黄、丹参、车前子、淮山药等。他们坚持中药治疗，六个月后终于得偿所愿……

多次腹腔手术，3 次试管婴儿失败后

粟女士，33岁，因结婚3年不孕前来就诊。夫妇俩均为医师，粟女士本人是南宁市郊区医院产科大夫。2009年曾因卵巢囊肿蒂扭转请市里知名专家进行剖腹手术，切除囊肿，不料术后卵巢囊肿复发，遂又请来南宁市区医院专家来院做了第2次手术（腹腔镜），术中发现左侧卵巢与子宫粘连上举，在分离粘连中不慎伤及子宫，导致子宫破裂而行修补术。术后1年仍未见妊娠，夫妻二人商量，因病情复杂，手术治疗后时间较长，担心盆腔脏器再次粘连，且年岁见长，自觉自然受孕无望，遂寄希望于试管婴儿，不料做了3次试管婴儿均未成功。粟女士饱受手术之苦，为做试管婴儿在城市和县城之间来回奔波，焦虑、失望，身心疲惫，夫妻心灰意冷。后来一同学了解到她的遭遇后，建议她找中医试试，调理一下身子。抱着最后的一线希望，她四处打听，终于来到我的诊室处。只见她面容憔悴，精神疲乏，形瘦体弱，面色黧黑，郁郁寡欢。在全面了解她的病情后，我认为她多次手术，受创过多，年龄已33岁，又做了3次试管婴儿，体内阴阳气血亏虚；检查她的卵巢功能，发现其中一项重要指标偏高（FSH 21.88mIU/mL），有卵巢功能减退表现，必须抓紧时间治疗。刻诊：月经尚规则，唯行经时间较长，每次均需行经 10 天左右，量少，色暗。平素四肢乏力，腰膝酸软，形瘦神疲，面部黄褐斑。舌淡红，苔薄白，脉细弦。证属肝肾亏虚，气血不足，冲任气滞。治宜养肝益肾，补益气血，疏理冲任。除中药辨证论治外，还专门为她量身定做了一料膏方。以膏代煎，以冀气血调和，有望怀麟。药用：党参 300g，白术 100g，茯苓 100g，黄芪 200g，当归 100g，熟地黄 150g，枸杞子 100g，桑葚子 100g，菟丝子 200g，女贞子 100g，覆盆子 100g，石斛 150g，黄精 150g，杜仲 100g，川续断 100g，鸡血藤 300g，玄参 150g，桑寄生 150g，千金拔 200g，玉竹 100g，麦冬 100g，玫瑰花 100g，红花 30g，川芎 30g，陈皮 60g，红枣 200g，紫河车 100g（打粉），田七 50g（打粉）。另加：山东东阿阿胶 250g，龟甲胶 100g，冰糖 500g，黄酒 500g，制成一料膏方。粟女士遵嘱服用，在治疗不到 4 个月的时间，粟女士已服用了 2 料膏方，诸症好转。功夫不负有心人，她居然停经受孕了！因已怀孕，第 3 个膏方虽已做好但未服，改用中药保胎治疗，于 2014 年 9 月剖宫产一男婴。术中查看两侧卵巢仅存 1/3 大小，盆腔无明显粘连，术后复查卵巢功能已恢复正常（FSH 从 21.88mIU/mL 下降到 2.23mIU/mL）。

　　中医学源远流长，博大精深，中医妇科学是运用中医学基础理论和方法，认识和研究妇女解剖、生理、病理、病因病机和诊治规律，防治妇女特有疾病的一门临床学科，是中医学的一个重要组成部分。几千年来，中医学在保障母子健康、防治妇女疾病等方面做出了巨大的贡献。中医药对妇科病的治疗是从调理脏腑气血、平衡阴阳入手，从根本上治疗。除中药内服外，还从心理疏导、家庭配合、饮食调节等方面辅助治疗，防治"未病"。中医在调理生殖功能和内分泌代谢方面有一定优势，通过调理气血、协调内脏功能来提高女性自身防病治病机制，充分调动机体潜能，使人体各方面的功能和状态达到最好的水平，从而收到意想不到的疗效。

两次异位妊娠后输卵管阻塞性不孕

异位妊娠包括输卵管妊娠、卵巢妊娠、腹腔妊娠、阔韧带妊娠、宫颈妊娠及残角子宫妊娠。输卵管妊娠是异位妊娠中最常见的一种，约占 95%。慢性输卵管炎是导致输卵管妊娠的最主要的原因。近年来，随着无痛人流术的广泛开展，人流后感染致使女性生殖系统炎症发生率逐年上升，盆腔炎、附件炎、阴道炎、子宫内膜炎引起的输卵管周围炎或输卵管内膜炎，使输卵管发生粘连、变形、管腔狭窄、管壁扭曲、管腔纤毛缺损及管壁平滑肌蠕动减弱等，妨碍孕卵的顺利输送或使输送延迟，造成输卵管妊娠。而反复异位妊娠所致输卵管损伤使病程虚实夹杂，子宫内膜异位、盆腔手术后引起腹膜粘连导致输卵管伞端粘连包裹，亦可造成输卵管性不孕。

曾治段某，女，33 岁，2006 年 11 月 13 日初诊。因异位妊娠术后不孕，检查发现输卵管积水 3 天，经广西医科大学妇科专家介绍前来求诊。自诉 1997 年行人工流产 1 次后于 1999 年再次停经受孕。但在停经 45 天时出现不规则阴道流血，晚上突然出现小腹部剧烈疼痛，伴肛门坠胀，恶心呕吐，面色苍白，遂到医院急诊，经医生检查诊为异位妊娠，腹腔大出血，入院后即行手术，术中因左侧输卵管妊娠破裂行左侧输卵管切除术。术后 4 年，2003 年又再次怀孕，因种种原因又行人工流产手术，术后放置宫内节育器避孕。2006 年 4 月在放置宫内节育器的情况下再次怀孕，因腹痛、阴道流血到医院急诊再次诊为异位妊娠，因害怕手术最后住院用中西药保守治疗。因住院时和同房间的病友聊天时得知，主治大夫说，像她这种得过两次宫外孕，又切除了一侧输卵管的患者再次怀孕的概率较少。出院后休息调养一段时间后生育孩子的愿望逐渐强烈，半年后她到医院行子宫输卵管造影检查，显示左侧输卵管缺如、右侧输卵管通而不畅，轻度积水。当时她想通过手术治疗，可医科大专家认为她患过两次异位妊娠，慢性盆腔炎症较为严重，手术效果可能不理想，建议她到中医院找中医治疗，并向她推荐了我。初诊时：末次月经为 2016 年 11 月 1 日。现自觉无不适，纳寐、二便正常，舌淡红，苔薄白，脉弦细。月经史：14 岁月经初潮，经期 7 天，周期 28～30 天，量中，无痛经。孕 4 产 0，人流 2 次，异位妊娠 2 次。诊断：左侧输卵管切除，右侧输卵管积水。证属气滞血瘀、瘀阻胞络，治拟养血活血、化瘀通络之法。处方：桃仁 10g，红花 6g，熟地黄 15g，当归 10g，川芎 6g，赤芍 10g，泽兰 10g，水蛭 10g，透骨草 15g，皂角刺 15g，炮山甲 10g（先煎），苏木 10g，炙甘草 6g，每日 1 剂，水煎分 2 次温服，连服两周。同时配合活血化瘀之烫疗药温敷右侧下腹部，内服外用配合以增强疗效。

二诊（12 月 6 日）： 月经于 11 月 27 日来潮，经量中等，色红，无腹痛，6 天干净，现自觉无不适，舌淡红，苔薄白，脉细弦。继续予调理气血、化瘀通络治疗。处方：当归 10g，赤芍 10g，川芎 6g，白术 10g，茯苓 10g，泽泻 10g，炮山甲 10g（先煎），三棱 10g，莪术 10g，香附 6g，路路通 10g，炙甘草 6g，每日 1 剂，水煎分 2 次温服，连服两周。继用烫疗药外敷治疗。

三诊（12 月 27 日）： 本次月经 12 月 14 日，月经期提前了 13 天，量偏少，色红，无腹痛，舌淡红，苔薄白，脉细弦。证属瘀阻胞脉，且此时为月经中期，重阴转阳，阴盛化阳，故治以活血祛瘀，兼以温阳通络。处方：桂枝 10g，茯苓 10g，桃仁 10g，牡丹皮 10g，白芍 10g，炮山甲 10g（先煎），路路通 10g，皂角刺 15g，每日 1 剂，水煎分 2 次温服，连服 7 剂。

四诊（2007 年 1 月 12 日）： 面颌部痤疮散发，舌淡红，苔薄白，脉细弦。症状无特殊，仍属瘀血阻滞胞络之证，治拟养血活血，行气通络，经前佐入温肾暖宫之品，以助气血运行。处方：桃仁 10g，红花 6g，生地黄 15g，当归 10g，川芎 6g，赤芍 10g，鹿角片 10g，穿破石 15g，炮山甲 10g（先煎），香附 6g，炙甘草 6g，每日 1 剂，水煎分 2 次温服，连服 10 剂。继续用烫疗药外敷治疗。

五诊（2007 年 2 月 5 日）：1 月 19 日行经，量少，夹小血块。用烫疗药后局部微痒，余无特殊不适，舌淡红，苔薄白，脉弦细。证属瘀阻胞宫，血行不畅，治以理气活血，化瘀通滞。处方：柴胡 10g，赤芍 10g，川芎 6g，枳壳 10g，陈皮 10g，香附 10g，炮山甲 10g（先煎），王不留行 15g，威灵仙 15g，当归 10g，丹参 15g，炙甘草 6g，每日 1 剂，水煎分 2 次温服，连服 10 剂。继续用温灸包外敷治疗。

六诊（2007 年 5 月 9 日）：5 月 2 日经行，5 天干净，月经干净后试行输卵管通液术，以了解输卵管通畅情况。术后结果提示输卵管通畅。药已见效，仍守化瘀通络之法，加用益气扶正之品防其伤正，以翼全功。处方 1：当归 10g，白芍 10g，川芎 6g，白术 10g，茯苓 10g，泽泻 10g，黄芪 20g，地龙 10g，路路通 10g，威灵仙 15g，炙甘草 6g，7 剂，每日 1 剂，水煎服。处方 2：桃仁 10g，红花 6g，熟地黄 15g，当归 10g，川芎 6g，赤芍 10g，地龙 10g，路路通 10g，丹参 20g，香附 6g，水蛭 10g，牛膝 10g，炙甘草 6g，7 剂，每日 1 剂，水煎服。上述两方交替服用。

七诊（2007 年 9 月 17 日）：末次月经 9 月 4 日，为进一步了解输卵管的通畅情况，本次月经干净后行子宫输卵管碘油造影术，结果提示右侧输卵管通畅。患者喜出望外，积极配合治疗。术后阴道流血 4 天，现无不适，舌淡红，苔薄白，脉细弦。输卵管已通畅，予补益肝肾，调理冲任之法以促孕。处方：柴胡 6g，当归 10g，茯苓 10g，白术 10g，白芍 10g，黄精 10g，玫瑰花 10g，肉苁蓉 10g，枸杞子 10g，沙参 10g，麦冬 10g，炙甘草 6g，7 剂，每日 1 剂，水煎服。

八诊（2008 年 1 月 19 日）：停经 35 天，末次月经为 12 月 14 日，昨日出现少量血性分泌物，伴小腹隐痛，纳食尚可，舌淡红，苔薄白，脉沉细。尿妊娠试验阳性。诊断为胎动不安。证属肾虚，治以补肾健脾，止血安胎之法。处方：桑寄生 12g，阿胶 10g（烊化），续断 10g，菟丝子 20g，苎麻根 10g，党参 20g，芡实 15g，槐花 6g，侧柏叶 10g，炙甘草 6g，7 剂，每日 1 剂，水煎服。嘱其卧床休息，阴道流血增多或腹痛剧烈时随诊。一周后 B 超检查示宫内早孕。

  本案人流术后，胞宫、胞脉受损，邪毒乘虚而入，滞于下焦，使气血失和，邪毒与瘀血相搏结，胞脉受阻；复又因异位妊娠手术及人流手术，损伤肝肾，耗血伤阴。证属气滞血瘀、瘀阻胞络，为虚实夹杂之证。治以养血活血、化瘀通络，治疗全程采用攻补兼施之法，以桃红四物汤、当归芍药散、桂枝茯苓丸等方剂加减。方中鸡血藤、丹参、路路通、威灵仙、莪术、穿破石等养血行血，辛散温通，化瘀消积而不伤正；炮山甲性专行散，善于走窜，能活血散瘀；路路通为活络通管良药，与穿山甲配伍，相得益彰；地龙通行经络，与上述诸药合用则能通瘀化积。妇人以血为本，经后血脉空虚，化瘀通络时应不忘养血调经，故六诊时予当归芍药散、桃红四物汤交替服用。待输卵管通畅后，改补肝肾，调冲任以治本，使气血调和，冲任通盛，故能摄精成孕。本例治疗特点为使用内服药配合活血化瘀的外用药外敷右侧附件区相应之体表部位，加强化瘀通络之功，可调动患者主观能动性，且方法简便易行，患者痛苦小，依从性好。输卵管病症素为不孕症常见原因，西医腹腔镜手术已在不同级别医院广泛开展，其对于慢性炎症引起的输卵管粘连特别是伞端梗阻有一定优势。中医中药治疗输卵管阻塞引起的不孕症亦可与西医手术相结合，术中可松解粘连，术后及时采取中药治疗，内服兼外用，改善输卵管蠕动动能，保持输卵管的通畅度，避免局部再次粘连，影响受孕。

卵巢早衰

  卵巢早衰指多种病因导致的卵巢功能过早衰竭。临床上以妇女 40

岁之前出现闭经，抽血化验 2 次血清中 FSH > 40IU/L，E2 < 73.2pol/L 为诊断指标。卵巢储备功能是指卵巢内存留卵泡数量和质量，反映了女性的生殖能力，目前常用 FSH 测定来作为卵巢储备功能的检测指标，若 FSH 持续升高可反映卵巢储备功能下降，有卵巢早衰的可能。

中医认为，肾为先天之本，五脏六腑之根，藏真阴而寓元阳，是人体生长发育和生殖的根本，肾气的盛衰主宰着月经的"行"和"止"。早在《素问·上古天真论》就提出："二七而天癸至，任脉通，太冲脉盛，月事以时下……七七任脉虚，太冲脉衰少，天癸竭，地道不通，故形坏而无子。"肾是月经与孕育之本，卵巢早衰就是未至七七绝经之年，未老先衰，出现月经早绝。本病治疗不易，治疗时间较长，治疗效果欠佳。中药治疗可改善卵巢早衰患者临床症状，提高生活质量。坚持中西医结合治疗，极少数患者可恢复卵巢功能，实现生育愿望。

王某，34 岁，住南宁市中尧路，2007 年 6 月 13 日初诊。月经停闭已 4 个月。既往月经正常，23 ~ 28 日左右一行，两年前还顺产一女孩。最后一次行经日期为 2 月 10 日，经量偏少，色淡。自觉无不适，曾经到医院检查，B 超未见异常，医生给予肌肉注射黄体酮注射液未见效。抽血化验性性激素六项 FSH70IU/L，LH51.7IU/L，E2 23.2pol/L，妇科检查外阴、阴道均未见异常，宫颈轻度糜烂，子宫前位，偏小，右附件区稍增厚，无压痛，左附件区未见异常。诊断为卵巢早衰。查其舌淡红，苔薄白，脉细弦。证属肝肾亏虚，气滞血瘀，治宜补益肝肾，行气活血通经。药用：熟地黄 15g，当归 10g，赤芍 10g，川芎 6g，香附 10g，枳壳 10g，牛膝 10g，王不留行 15g，炙甘草 6g，6 剂，水煎服。

二诊（7 月 10 日）： 服上药后无明显变化，月经未行。舌脉同前。守上方加附子 10g（先煎），肉桂 6g（后下），桃仁 10g，红花 6g，10 剂，水煎服。

三诊（8 月 13 日）： 停经已半年，自觉无不适，饮食二便正常，睡眠尚可，舌淡红，苔薄白，脉细。药用：鸡血藤 20g，丹参 15g，熟地黄 15g，当归 10g，赤芍 10g，川芎 6g，茺蔚子 10g，杜仲 10g，香附 10g，炙甘草 6g，14 剂，水煎服。同时配用结合雌激素片（倍美力，0.625 毫克／片）21 片及安宫黄体酮片 25 片周期治疗。

四诊（9 月 6 日）： 服用中西药后月经今日已行，量少，色红，乳房稍胀，余无异常，舌淡红，苔薄白，脉细滑，仍用养血调经法，守上方加艾叶 6g，肉桂 6g 以温经暖胞。14 剂，水煎服。

五诊（12 月 26 日）： 坚持服用补益气血，温补肝肾中药已三个月余，除在 10 月 5 日阴道有少量血性分泌物外，未见经行。自觉无不适，舌淡红，苔薄白，脉沉细。药用：熟地黄 15g，当归 10g，白芍 10g，淮山药 15g，山茱萸 10g，肉苁蓉 10g，菟丝子 20g，枸杞子 10g，党参 15g，茯苓 10g，炙甘草 6g，水煎服。同时服用结合雌激素片（0.625 毫克／片），每天 1 片，第 11 天后加安宫黄体酮片（2 毫克／片），每天 5 片，一次服完，共用 21 天。

六诊（2008 年 3 月 11 日）： 停用西药后一直未见月经来潮，期间也在坚持用中药治疗，因服药太久又未看到疗效，患者似乎逐渐失去信心，不像刚开始就诊那样勤来医院取药。近日出现牙疼，阴道有少量分泌物，舌淡红，苔薄白，脉细。此乃虚火牙疼，治以滋阴补肾，祛风止痛。药用：生地黄 15g，当归 10g，赤芍 10g，川芎 3g，玄参 15g，麦冬 10g，茺蔚子 10g，牛膝 10g，细辛 5g（后下），7 剂，水煎服；待牙疼缓解后再服下方：生地黄 15g，地骨皮 15g，阿胶 10g（烊化），玄参 15g，麦冬 10g，白芍 10g，肉苁蓉 15g，香附 10g，茺蔚子 10g，淮牛膝 15g，炙甘草 6g，20 剂，水煎服。

七诊（2008 年 4 月 30 日）： 停经 8 个月后，月经终于在 4 月 24 号来潮，经量中等，5 天干净。余无不适，舌淡红，苔薄白，脉弦细。守原法继进。处方：熟地黄 15g，当归 10g，白芍 10g，淮山药 15g，山茱萸 10g，肉苁蓉 10g，菟丝子 20g，枸杞子 10g，党参 15g，茯苓 10g，鸡血藤 20g，淫羊藿 15g，炙甘草 6g，20 剂，水煎服。

八诊（2008 年 7 月 5 日）：药后月经仍然未行，因参加单位体检，B 超检查发现已妊娠，胎儿头臀长 2. 1cm。

按：本案西医诊断为卵巢早衰，中医诊断为闭经，中药治疗为主，兼用西药人工周期治疗，历时一年余，终于成功妊娠，实属个案，治疗不易。这些年来，我在临床也治疗了不少此类患者，大部分疗效欠佳，有的经过治疗，月经来潮两个月后又停闭，有的仍需要定期配用西药方可经行，也有的患者坚持治疗 2～3 年，还是没有获得理想的效果。记得我当年跟随恩师班秀文教授侍诊时，每逢遇到此类病人反复中药催经治疗无效时，班老总是感慨地长叹："中药如有像西药黄体酮那样，服用后即来月经多好啊！"看到此情此景，我不由暗下决心，要在以后的工作中努力学习，攻克难关。出师已二十余年，惭愧的是这个难题虽已努力，但仍未解决，希望来者继续奋斗。近年来，编者参考国外经验，尝试用综合疗法治疗此病。因本病肾虚为本，累及心肝脾三脏，产生瘀血、痰湿、郁火等病理产物，使多脏受累，虚实夹杂，中药辨证论治以补肾为主，结合疏肝养肝、行气活血、补脾健脾、化痰除湿、养心通络、清心安神等法，攻补兼施。因本病病情复杂，治疗时间较长，单纯中药难以立马见效，必要时宜加入相应的西药辅助治疗，短期或定期使用必要的激素药物，中医治疗除用中药饮片水煎服外，编者还用膏方、针灸、耳穴、温敷、足药浴、食疗等方法，多管齐下，以提高疗效，促使患者排卵和妊娠。希望能通过自己的努力，继续在临床中总结经验，给闭经不孕的患者带来福音。

输卵管不通难孕，孕后先兆流产

在门诊应诊时常常看到一些多年不孕的妇女，经过中药治疗后有幸怀孕，家人无不欢欣鼓舞，奔走相告，喜笑颜开，婆婆和妈妈更是兴奋地早早准备了各种营养品和婴儿服装。却不曾想才高兴了几周，有的孕妇突然出现阴道流血，小腹疼痛，去医院检查时，发现胚胎停育了，好不遗憾！胚胎停止发育是指妊娠早期胚胎因某种原因而发育停止。B超显示妊娠囊内无胚胎或胚胎形态不整，或表现为妊娠囊枯萎。有的孕妇早孕时B超提示"未见心管搏动"，这时不要轻易下"胚胎停育"的诊断，要仔细循问患者月经周期，以排除排卵推迟、孕囊晚着床等情况。有的患者早孕时出现少量阴道流血，检查后诊为先兆流产，但胚胎发育正常者，可用中药进行治疗。

李女士就碰到了这样的烦心事。她在婚前因卵巢脓肿而进行过剖腹手术，切除了脓肿，自2009年结婚后一年余未见怀孕。因此李女士到南宁市某大医院就诊检查，做输卵管造影时发现右侧输卵管堵塞、左侧输卵管通而不畅，随即做了腹腔镜手术。术中发现盆腔广泛粘连，两侧输卵管卷曲被结缔组织包裹，还有卵巢囊肿，医生为她做了双侧输卵管整形加卵巢囊肿切除术及盆腔粘连分离术，术后切除的囊肿送病理检查为巧克力囊肿（子宫内膜异位症）。主刀医生根据她的病情，认为她自行怀孕有一定困难，建议她做试管婴儿。李女士父母来自柳州县城，看到女儿的情况心里很着急，因为女儿自小体弱多病，婚前还经历过一次手术，这次手术探查结果使他们更为女儿的情况担忧。他们四处打听试管婴儿的情况，了解到试管婴儿的费用较高，且成功率也不尽人意，两老口一夜辗转未眠，商量决定即使是做试管婴儿也要先把身体调理好了再去试。后经人介绍到了我的诊室。

李女士年30岁，长期月经不调，周期有提前也有错后，经前经中小腹剧痛，虽然经历过手术治疗，但痛经尚未改善，体质瘦弱，经常胃脘不适，大便溏烂。经李教授细心诊查，制定了从调理脾胃入手的治疗方案，方用异功散和当归芍药散加减治疗，药用：党参15g，白术10g，茯苓10g，陈皮6g，当归10g，白芍10g，菟丝子20g，枸杞子10g，杜仲10g，淮山药15g，巴戟天10g，炙甘草6g。酌加田七、

香附、玫瑰花、益母草、延胡索、穿破石、路路通、鸡血藤等药。经
过一段时间的治疗后，做输卵管通水检查复查输卵管，提示输卵管已
畅通。李女士在父母的督促下坚持用中药治疗，数月后月经也逐渐恢
复了正常，月经来时腹痛也逐渐消失，食欲改善，大便也恢复正常，
四肢冰凉有改善，体重也较前增加。父母看到女儿的变化，喜在心
头，更坚定了中医治疗的信心。每次老母亲都早早起床来门诊排队，
等时间差不多了才电话叫女儿从单位赶来，我看完病后女儿先回去上
班，母亲再排队等候取药……

　　时间过得很快，不觉母女在我处就诊已近 10 个月。一天，母亲一
大早就来到诊室，兴奋地告诉我：女儿已经怀孕了！时隔一个月，我
的诊室再次出现了李氏母女，只见母亲焦急地告诉李教授，昨天女儿
无明显诱因突然出现少量阴道流血，当即到附近医院就诊，医生检查
后诊为先兆流产，建议住院治疗，因相信我的医术，还是先来听取我
的意见。我为李女士开具了补肾安胎的中药处方：菟丝子 20g，桑寄
生 15g，杜仲 10g，阿胶 10g（烊化），党参 20g，仙鹤草 15g，白及
10g，芡实 15g，鹿角霜 15g，素馨花 10g，竹茹 6g，炙甘草 6g。6 剂，
水煎服。每日 1 剂。嘱其回去休息服药，不要过于紧张焦虑，也可以
住院保胎治疗。经过一段时间的治疗，李女士阴道流血停止，复查 B
超显示胎儿发育正常，后来李女士足月顺产一男婴。

　　久治不孕的患者一旦怀孕本是一件值得庆幸的好事，为什么会出
现流产呢？根据国内外统计，育龄妇女正常怀孕，有 10% ～ 15% 是以
流产告终的，若通过药物促排卵、辅助生育（人工授精或试管婴儿）
才怀孕的，流产的概率还会达到 18% ～ 30%。

　　所谓流产，就是在妊娠 28 周之前胚胎或胎儿自然陨堕，又称为
"自然流产"。约 80% 的自然流产发生在怀孕的前 3 个月内，有的孕妇
表现为怀孕后出现阴道少量流血，下腹隐痛，腰痛，腰腹下坠感，西
医称之为"先兆流产"，中医称之为"胎漏""胎动不安"。此应及时

诊治，定期复查血 HCG、B 超，注意与"宫外孕"（异位妊娠）相鉴别，诊断明确后，尽快采用中医治疗。中医不仅能助孕，在安胎、固胎、养胎方面均有一定的优势，若治疗及时，用药得当，很多都能转危为安，足月生产。正如李女士这样，因治疗及时，最后如期顺产。

若胚胎（胎儿）本身发育缺陷、母亲子宫形态异常或母体身体虚弱，则有可能发展为难免流产，表现为阴道流血增多，流血量超过月经量，下腹疼痛加剧。若胚胎组织全部排出，即"完全流产"，不需要手术处理，服用中药帮助子宫恢复即可。若见部分胚胎组织排出，就是"不全流产"，必须做清宫手术，以免大量出血或感染。还有这样一种情况，胚胎停止发育了，孕妇却没有任何症状，既不见阴道出血，也不见腹痛，往往到医院做 B 超检查才发现问题，这叫"稽留流产"，中医称之为"胎死不下"，需要清宫处理，否则因胚胎停止发育日久，还可引起凝血功能障碍。若以往有过 2 次以上的自然流产，再次怀孕时流产的风险会明显增加，西医称之为"复发性流产"（旧称习惯性流产）。

是什么导致自然流产的呢？原因很复杂，主要关乎母体和胚胎两方面因素。母体因素多为母体体质虚弱，孕早期过于劳累或不节房事，或子宫形态异常（鞍形子宫，子宫纵隔等）；胚胎方面，则为染色体异常、遗传性疾病等；对年龄大于 35 岁的女性而言，精子、卵子质量差也是引起流产的因素。

中医认为，妊娠与脾肾功能是否正常有密切关系，胎儿在母体中靠气所载、血所养，气能载胎，血能养胎。脾主运化，运化水谷精微，为气血生化之源、后天之本；肾藏精，主生殖，为先天之本，只有脾肾功能正常，胎儿才能气血充足，发育稳固。脾与肾为先后天关系，先天补后天，后天养先天，互相为用。由于肾主生殖又为先天之本，故肾虚可致不孕，肾虚也可导致胎漏、胎动不安，治疗上要补肾助孕、补肾安胎，肾气旺、气血足是保胎、安胎、固胎、养胎的关键。中医向来提倡"治未病"，主张在备孕阶段就要重视男女双方的调理，使父精壮、母血足，孕期还要继续补肾安胎，一般要服药保胎过孕初3个月。有过流产史的夫妇，更应做好相关检查，调理身体，一般要经3～6个月的调养，再准备下次怀孕。对流产超过3次以上者，更要用中药调理一年后才能试孕，除中药辨证施治外，中医还要配合食疗、针灸、外治等法，方能事半功倍。

滑 胎

妊娠期间出现阴道少量流血，时下时止，或淋漓不断，无腰酸腹痛小腹下坠者，中医称为"胎漏"，也有称"胞漏"或"漏胎"等。妊娠期间出现腰酸、腹痛、小腹下坠，或伴有少量阴道流血者，称为"胎动不安"，胎漏和胎动不安之间区别在于是有否腰酸、腹痛、小腹下坠症状。临床上还有一种少见的特殊生理现象，即早孕期间仍然按期出现少量似月经样出血，而无损于胎元者称为"激经"，又名"垢胎"或"盛胎"，要注意与胎漏或胎动不安相鉴别。胎漏或胎动不安经及时、有效的治疗，多可继续妊娠，若治疗不当或胎元不健者，可进一步发展为堕胎、小产。连续堕胎，小产3次以上者，称之为"滑胎"。胎漏或胎动不安相当于西医学之"先兆流产"；滑胎相当于西医学之"习惯性流产"。近年来，欧美国家许多文献不再使用"习惯性流产"之病名，把连续自然流产2次或以上者称为"复发性流产"。滑胎给广大妇女带来的身体损害、心理创伤无疑是极其严重的，甚至可能毁灭一个原本幸福美满的家庭。编者在临床上所见该类型病案较多，曾见过一例自然流产达8次之多，最后经中药调理一年余妊娠，妊娠后继续用中药保胎至足月顺产者。现举1例，以飨读者。

韦女士，38岁，已婚。因"停经42天，阴道流血1天"于2011年7月11日前来就诊。该女士来诊时，神情紧张，自诉曾经怀孕5

次，每次均在孕 50 天左右时出现"胚胎停育"，3 次自然流产，2 次清宫术。因此夫妻关系紧张。此次又停经 42 天，尿 HCG 检查为阳性，B 超检查也提示宫内妊娠。昨夜无明显诱因出现阴道流血，色暗红，量少，点滴即净，无腹痛等不适，今早出现腰酸。因已多次流产，因此夫妻俩情绪紧张，昨晚一宿未眠，早上起床即赶来医院就诊。查其面色枯槁，身形瘦削，口唇紫暗。舌尖瘀点，苔薄白，脉细滑。诊为胎动不安，滑胎。治以补肾安胎。方药：桑寄生 15g，菟丝子 30g，阿胶 10g（烊化），党参 30g，杜仲 10g，枸杞子 10g，白芍 10g，苎麻根 15g，红枣 10g，炙甘草 6g。6 剂，水煎服。嘱尽量卧床休息，加以心理疏解，消除其紧张情绪。

二诊（7 月 15 日）：药已无明显不适，未出现阴道流血。面色晦滞，纳眠可，大便干，舌淡红，苔微黄，脉细滑。继续补肾安胎，佐以滋阴清热之剂。守上方加石斛 15g，麦冬 10g，6 剂。嘱其加强营养，予膳食指导。

三诊（7 月 22 日）：昨日如厕时发现阴道流出少许血性分泌物，色鲜红，无腰痛。胃脘不适，大便难，舌尖瘀，苔微黄，脉细滑。治以补肾安胎，健脾和胃，清热止血。药用：党参 20g，淮山药 15g，竹茹 10g，仙鹤草 15g，苎麻根 15g，生地黄 15g，菟丝子 20g，枸杞子 10g，阿胶 10g（烊化），杜仲 10g，芡实 20g，炙甘草 6g，6 剂。嘱其卧床休息，少食多餐，多听轻松柔和音乐，放松心情。

四诊（8 月 2 日）：药后未再出现阴道流血，昨日 B 超检查提示宫内早孕，已见胎儿心管搏动。韦女士较为兴奋。其夫相伴而来，亦感庆幸。现觉胸闷纳少，余无不适，舌淡红，苔微黄，脉沉细。守 7 月 22 日方去仙鹤草、生地黄，加砂仁 3g（后下），6 剂。嘱其注意休息，少食多餐。

五诊（8 月 8 日）：无明显不适，舌尖红，苔薄白，脉沉细。继以固肾安胎，清热安胃之法。药用北沙参 10g，麦冬 10g，玉竹 10g，石斛 15g，黄芩 6g，淮山药 15g，杜仲 10g，太子参 20g，苎麻根 15g，炙甘草 6g，6 剂。嘱其多睡少动，加强营养。

六诊（8 月 15 日）：8 月 12 日如厕时发现少许血性分泌物 1 次，14 日下午觉下腹痛，现已好转。余无不适，纳眠可，舌淡红，苔薄白，脉细滑。守上方加养血柔肝解痉之品。方药：党参 15g，淮山药 15g，杜仲 10g，菟丝子 20g，枸杞子 10g，阿胶 10g（烊化），苎麻根 15g，巴戟天 10g，黄精 15g，何首乌 15g，芡实 15g，白芍 10g，炙甘草 6g，8 剂。配合黄体酮胶囊口服。嘱其卧床休息，放松心情。

七诊（8 月 24 日）：无明显不适。舌淡红，苔微黄，脉细滑。治以补肾安胎，益气健脾。方药：党参 15g，淮山药 15g，杜仲 10g，菟丝子 20g，枸杞子 10g，阿胶 10g（烊化），苎麻根 15g，白芍 15g，炙甘草 6g，10 剂。

此后，韦女士前来就诊 3 次，均无明显不适，停用黄体酮胶囊，坚持中药治疗至妊娠 4 个月，面色较前明显红润，体重增加 5kg。后足月顺产，母子平安。

滑胎多因先天不足，复损于肾气，以致不能荫胎系胎；或脾虚中气亏损，化源匮乏，以致不能摄养胎元所致。该患者先天禀赋不足，后天营养不良，脾虚则化源不足，不能濡养肌肤，故身形瘦削，面色晦滞。先天肾气不足，致胎元不固，多次堕胎，复损于肾气，如此恶性循环。编者以固肾安胎为治疗主线，辨证施治，随证化裁，取得了较好疗效。另外，此类患者精神压力较大，应予心理安慰，消除紧张情绪，医患双方互相配合，可获良效。

壮瑶医药在女性保健中的应用

中医药是中国文化的瑰宝，是中华文明的结晶。壮瑶医药是中华传统医药的重要组成部分，是壮瑶人民长期与疾病做斗争的经验总结和智慧结晶，是祖国医学中的璀璨明珠。

广西别称"桂"，地处亚热带，潮湿多雨，境内山峦起伏，丘陵延绵，江河纵横，山林茂密，动植物繁多。广西拥有中草药品种四千九百多种，位居中国第二。90%以上的壮族人，60%以上的瑶族人都聚集在广西。在数千年的历史长河中，壮瑶族民众为了生存和繁衍，长期与恶劣的自然环境和疾病做斗争，他们依托丰富的中草药资源，创造了很多独特的治疗方法，积累了许多防病治病的宝贵经验。

经过二十多年全面系统地发掘整理和研究提高，壮瑶医药已形成了自己独特的理论体系和临床体系，如壮医目诊、药线点灸、经筋推拿、刮痧、针挑、刺血、贴敷、药浴、足浴等，这些特色治法广泛应用于临床，取得了较好的疗效。

壮瑶医药是我们祖先留下来的宝贵财富，是广西中医药的特色与品牌。作为中医和民族医药工作者，我们将肩负起继承、发扬壮瑶医药的重要历史使命。

在此，我参考大量现有文献，整理出壮瑶药及一些技法在女性防病治病及美容保健中的经验，与同道一起分享。

一、壮瑶医药的理论基础和治法概要

1. 壮医

壮医妇科形成、发展并成为独立专科的时间并不十分明确。壮族人民居住在边远的山区和农村，壮族妇女吃苦耐劳，忍辱负重，承担着生活的重担。由于有经、带、胎、产等特殊的生理，在医药和交通欠发达的山区和农村，妇女在妊娠、分娩时造成的疾病较多，严重地影响了妇女的身体健康。因此，产后的调养和保健及一些妇科病的简单医治方法在民间自然形成，流传至今。如用油炸三七炖鸡或炖肉，治疗产后虚弱，防治产后恶露不下或恶露不尽；孕妇食用枸杞根煲青皮鸭蛋，治疗胎热；用山羊肉、麻雀肉煲食，治疗妇女体虚宫寒等。

基于天地人三气同步及人体也是小天地的认识，壮医诊断妇科病通常在望、闻、问、切的基础上突出目诊、脉诊（单指诊、三指诊、四诊诊），不讲寸关尺，重视脉诊部位皮肤温度，尤注重脉诊与面部望诊相结合。壮医妇科主张辨病与辨证相结合，以辨病为主，专病专药。治疗上重视内病外治，偏重于祛毒，调理气血，擅长清热祛湿，用药力求简、便、廉、验，喜用生药，组方常用 1～3 味药。

2. 瑶医

瑶族大约有 200 万人口，有数千年的历史，瑶医是数千年来没有文字总结的民间医学。著名的人类社会学家费孝通先生五上广西金秀大瑶山脉后感言："世界瑶族研究中心在中国，中国瑶族研究中心在金秀。"为此，国家名委、科技部、卫生部把瑶医药的研发重点放在广西。瑶族在长期与疾病做斗争的过程中，通过不断的尝试、总结和传承，总结出一套完整的瑶医瑶药诊疗体系。瑶医认为，人体发病，轻重不一，变化莫测，其中分为痧、风、痹、毒、瘟疫等，痧为百病之源。瑶族主要居住在大石山区，瑶医药的传承方式全靠口耳相传，指药传授，指病传经，在本民族内部自成体系。瑶医认为人体内脏之间，内脏与外界之间，既对立又统一，从而维持一个相对盈亏平衡。因外界或人体内部某些原因遭到破坏又不能自行调节恢复时，人体就会发病，病因有气候异常、瘴气疫毒、精神刺激、饮食劳倦、虫兽外伤等，此外还有一些病理产物也可致痧病、痹病和痰病等。

瑶医既简朴又独具特色，祖传瑶医治病一问二看三摸脉和皮肤，闻在其中，根据病情诊断出五脏六腑的辛、热、虚、湿、风、火、燥、毒、痧、瘟等。一代代口传心授的瑶医瑶药能治病，能保健，他们崇尚有病早治，无病早防，体现了防治结合的"治未病"思想，瑶人的长寿、美容与医术已为世人所公认。

瑶医治疗以草药内服为主，配合外洗、薰、敷、烫、熨、推药、草火灸、茶煮蛋烫、针刺、火针、放血、捶、拍、钳拿、刮等技法，治疗各种杂病，尤对某些西药治疗无效的慢性病有特效。

二、壮瑶医药常用的女性保健方法

1. 食疗

食疗又称饮食疗法，是通过饮食来治疗、强壮体质的一种方法，壮瑶医均重视辨证配膳，以食为补，常用以下品种。

（1）**动物肉类**：《固经本草》中有"岭南土人多食其肉"的记载，以动物入药的主要有虫、蛇、飞禽、鱼类及贝类，用动物全体及皮、肉、骨、角、血、内脏及蜂巢、蛹等。认为扶正补虚必用血肉之品。

如，蛇血，生饮可祛风湿；《本草纲目》记载山獭阴茎"主治阳虚阴萎，精寒而轻者，缭人以为补助要药"；蛤蚧能补肾纳气，治疗肺肾气虚；鼠肉，号称"一鼠顶三鸡"，有滋补强壮之功。

（2）**谷类**：黑糯米甜酒，是以壮瑶地区黑糯米为原料，古法酿制的低度美酒，乃中老年人、孕产妇和体质虚弱者补气养血之佳品。黑入肾，酒行血，故有提神解乏，润肤美颜之功。

五色糯米饭又称五色饭，因用植物将糯米染成黑、红、黄、紫、白五种颜色而得名，是壮族在农历"三月三"时家家户户蒸煮的一种糯米饭，是壮家用来招待客人，祭祀祖先的传统食品，象征着吉祥如意，五谷丰登。

其中植物有：枫叶，黑色，《本草纲目》谓"止泄益睡，强筋益气力，久服轻身长年"；红兰草，紫色、红色，有生血作用，清《信山堂类辩》曰"红花色赤多汁，生血行血之品"；黄饭花或黄栀子（果实）、黄姜（块茎），清热利湿凉血，其中黄姜能温中行血。诸植物加糯米合用，能健脾养血，祛风利湿。

（3）**蔬菜瓜果**：瑶医主张"同气相引"，即以动植物的特殊气味为引导，可使人体调节功能发挥得更好。如用广西盛产的桂圆、生姜、红枣用于产后血虚，有温经补血作用；梨、生藕、马蹄（荸荠）、木耳、绿豆，能清热生津；木瓜能通乳下奶；黑豆加鲜嫩益母草、猪骨能治月经不调。

（4）**油茶**：是瑶民根据山地潮湿，瘴气阴重的地理环境而发明的一种保健饮品，其中茶叶含丰富的茶多酚，能保健身心，生姜温中祛寒，大蒜健胃杀菌，所配的花生米、米花、脆果补充能量，佐以香葱香菜，甘醇鲜香，令人回味无穷，饮之能消食健胃，祛湿避瘴，尤对脾胃虚寒的女性有较好的作用。

（5）**药酒**：酒素有"百药之长"之称，瑶药有五虎、九牛、十八钻、七十二风等老班药（经典用药），将这些药材和动物骨或肉、蛇等制成各种不同的药酒，以内服为主，有治疗产后体虚骨痛的红毛鸡酒、桂圆酒、蛤蚧酒、三蛇酒，也有用于跌打外伤、风湿骨痛的跌打酒，也有外用药酒等。

2. 壮医药线点灸

壮医药线点灸是以壮医理论为指导，采用多种壮药制备液浸泡直径为 0.7mm 的苎麻线，用以点灸穴位的一种治法。根据"寒手热背肿在梅，瘘肌痛沿麻络央，唯有痒疾抓长子，各疾施灸不离乡"的取穴原则，强调治病要治早（及时治疗），治小（小病、轻病早治），治了（彻底治疗，不要半途而废）。用于治疗女性痤疮、月经不调、痛经、更年期综合征，以及皮肤病、带状疱疹等，具有祛风止痒，活血通络止痛，宁心安神，强壮补益等作用。

3. 瑶医滚蛋疗法

用九龙胆、金耳环、红毛钻等瑶药用纱布做成药包，与生鸡蛋、净水一起煮，开锅 15 分钟后，将鸡蛋去壳，再煮 3～5 分钟，让其充分吸收药液，再用毛巾蘸药液热敷面部，扩张毛孔，再拿煮好的药蛋在面部快速滚动，推拿约 20 分钟，每天 1 次，可帮助皮肤排出毒素，有祛除色斑，黑眼圈及去皱、去鱼尾纹、美容美肤之效，对痛经、乳腺增生也有较好的效果。

4. 瑶浴

瑶族医药的药浴疗法已成为国家级非物质文化遗产，古老传承的瑶浴，在沧桑无尽的岁月中，以另一种形式，记录着这个民族的历史，以及他们对健康的追求，闪耀着瑶族人智慧的光华。

药浴保健是瑶人的一大特色。瑶浴是将几十种甚至上百种新鲜草药放入大口锅内，煮沸半小时左右，趁热倒入大桶中（有用高 70cm，直径 70 ~ 80cm 的大木桶作澡盆，盛装药水泡浴，故又称庞桶浴）。瑶浴泡澡分为三进三出操作，进浴温度为 41 ~ 43℃，第一泡 8 ~ 10分钟，第二泡为 5 分钟，第三泡为 5 ~ 7 分钟，经过"三进三出"后，已大汗淋漓，面部肤色也出现较大变化，全身感觉轻松，四肢灵动，神清气爽。

传说瑶族妇女基本不得妇科病，她们不用坐月子，靠的是产后泡瑶浴。她们在恶劣的环境中创造了神奇的药浴疗法。瑶家妇女在分娩三天后，便开始药浴，先熏后洗，整个产褥期浴 5 ~ 6 次，可以预防和治疗产后病，开始药浴三天后就可以从事一般的体力劳动，七天就和常人一样上山砍柴、干活。瑶医认为，产妇由于产伤出血，元气受损，抗病力弱，易患产后病，通过瑶浴，药力可通过皮肤吸收，到达病所，能帮助子宫复旧，强身健体。故瑶家妇女妇科疾病少，很大程度得益于经常药浴。

2006 年 3 月 8 日在联合国总部召开的"国际妇女健康论坛"大会上，中国瑶族被认定为"世界唯一没有妇科病的民族"，在瑶家广泛流传这样的民谣："若要长生不老，天天洗个药水澡"。

5. 梳乳疗法

梳乳疗法是瑶医治疗乳房疾病的一种方法，用中草药水煮液热敷乳房后，再用木梳沿乳腺导管或经络走向梳理乳房，以治疗乳房疾病，有理气活血通络，疏通瘀滞，散结止痛之功效。清代吴尚先《理瀹骄文》有曰："乳不通，麦芽煎洗，木梳梳乳千遍。"

（1）**急性乳腺炎（积奶、乳痈）**：用赤芍、夏枯草、蒲公英煮水薰洗乳房后，用木梳在患处轻梳 15 分钟，或将烤热的梳背轻按在乳房硬结处。

（2）**产后缺乳**：用中药加大葱水煮后薰洗乳房，后用上法，沿乳腺导管分布方向由乳头向外侧梳理，再用木梳背按摩乳房十余次。

6. 佩药疗法

佩药疗法即让患者挂药物香囊、香袋以治病的方法，壮族人很早就懂得将一些芳香性、挥发性药物装入饰物中，这些药物成分可徐徐散发出来，经呼吸进入血液循环。主要药物可选用白芷、灵香草、石菖蒲、艾叶、辛夷、藿香、薄荷脑、冰片等。壮人香囊、配饰，丰富多彩，其中蕴藏了丰富的民族医药内涵，可用于妇女抑郁症、更年期综合征的治疗及感冒预防等。

如用佩兰、丁香、甘松、石菖蒲等药粉碎成微粉后，每袋 10g 做成香囊。白天挂在胸前，距鼻孔 15cm，晚上置于床边，每周换药 1 次，连用 6 周。中药的芳香能通过鼻黏膜吸收传导，兴奋中枢神经，引起持续的舒适感，从而对人体各器官组织起到良好的调节作用。

三、结语

壮瑶医药对中国传统医学的形成和发展有着卓越的历史贡献。有曰："一个好女人，造福三代人"。即一个健康的女人，决定了上一代人的幸福，这一代人的快乐，下一代人的未来。挖掘整理壮瑶医药，对防治妇科疾病、健康美容、造福人类有着重大的意义。壮瑶医药护佑女性健康，女性健康需要壮瑶医药。我们应珍惜壮瑶医药资源，享受壮瑶医药和技法带给我们的健康，将壮瑶医药中的精华发扬光大，造福全世界。

饮食与女性健康

随着现代科学的发展和人民群众生活水平的提高，人们对健康的要求也不断提高。如何获得健康、美丽、年轻是广大女性关心的话题。女性除了在日常的工作中与男同志"平分秋色"，起到"半边天"作用外，还担负着繁衍、养育后代的光荣使命。在女性的一生中，月经、妊娠、分娩、哺乳都消耗大量精血，生理上处于阴血不足状态，如何在饮食中摄取有效的营养元素以补充精血，是保持健康美丽的关键。许多文学作品把女子比喻成鲜花，说明女性体质娇弱，需要精心呵护，只有这样鲜花才能长久绽放。以下试从三个方面来讨论。

一、合理饮食

俗话说"民以食为天"，人的生命除了父母赋予的先天之精外，主要靠后天的饮食营养来充养。合理的饮食对女性尤为重要，因为合理的饮食可有效地补充身体所需的营养成分，使之不胖不瘦、不寒不热、气血调和、阴阳平衡、身体健康。中医学素来重视饮食疗法，早在二千多年前的《素问》就有"五谷为养，五果为助，五畜为益，五菜为充，气味和而服之，以补精益气"之说，意思是我们的饮食要多样化，不要偏食、过食。膳食成分要有粗有细、不甜不咸。即粗粮和细粮搭配，粗粮指杂粮，即红薯、玉米、芋头等，味道适中。每天食谱中，主粮250g左右，牛奶250g，各种新鲜水果蔬菜250～500g，其次还要有3种不同成分的蛋白，如瘦肉50g，鸡蛋1只，豆腐100g，鱼虾100g，鸡肉或鸭肉50g，黄豆25g，每天有三份这样的蛋白质即可满足生理需求。其中又以鱼类蛋白最佳，有资料显示，每周食1～2次海产品有抗衰老作用。此外根据女性阴血偏虚的生理特点，膳食中选择一些汤水对滋补身体很有益处。因为汤水能滋润肠胃，容易吸收，促进食欲。如参芪母鸡汤治妇女体虚，花生桂圆红枣汤治贫血，白果淮山猪骨汤治带下过多，猪骨汤预防更年期骨质疏松，丝瓜汤治热性痤疮，生姜红糖汤祛风散寒治痛经等。

二、择善而从

饮食对人体既有不同的补养作用、又有选择性治疗作用。在饮食中，要根据个人需要选择具有相应保健功能的食品。不少现代女性因为事业、家庭的双重负担，心理、生理上都承受着巨大的压力，很多出现面部色斑、痛经、月经不调、乳腺疾病及骨质疏松等。究其原因，主要与内分泌失调有关，其次与盲目进补有关。如果出现上述情况，应及时就医寻药，在医生的指导下，采用中药对症治疗，辨证施治，不要盲目听信广告宣传而购买保健品。在日常生活中可根据自身情况有针对性地加强某些营养元素的摄入，如处于妊娠期或更年期的妇女，要适当多食含钙高的食品，如骨头汤、小鱼小虾、乳制品等以预防骨质疏松，用加碘食品预防甲状腺肿大等。很多食品和中药中存在着大量的植物雌激素，其中异黄酮类、木脂体类、香豆雌酚对妇女围绝经期疾病有较好的预防和治疗作用。故增加此类食品可替代激素治疗，预防和治疗更年期综合征。如大豆及其制品、花生、芝麻、小麦、苹果、大蒜、葡萄、石榴、咖啡，以及许多中药如葛根、菟丝子、白果、麦冬、黄芪、补骨脂等均含有大量天然植物雌激素。

三、注意食忌

"药食同源"，汉代《神农本草经》记载的三百多种药物中就涉及大量食物，如红枣、淮山药等。果蔬有寒热温凉之性和酸苦甘辛咸之味，对内脏各有偏性，一种食品不能长期、过量服食。我们的祖先早就告诫我们："辛走气，气病无多食辛；咸走血，血病无多食咸；甘走肉，肉病无多食甘；酸走筋，筋病无多食酸。""肝病禁辛，心病禁咸，脾病禁酸，肺病禁苦"等。有些妇科疾病在服用药物的同时，可配合饮食治疗，可起到事半功倍之效。如月经过多属虚属寒者，忌用寒凉食品，如冷饮、冰冷食品、生冷瓜果等，应选用温补驱寒之品，如鸡肉、鸽肉、羊肉等。属阴虚内热者，忌食辛辣煎炒、酒类等辛燥之品，以免动血，可选用滋阴止血食品，如母鸡墨鱼汤、海参汤、水鱼汤等。血热口渴者，宜用鲜茅根、鲜荷叶、鲜甘蔗煎水作茶，频频作饮。久婚不孕，偏阴虚者用老母鸭或鲍鱼、海参炖服，能滋养生血，偏阳虚者用雄鸡卵或麻雀卵与水酒同煮温服，可温肾暖宫助阳，气郁不孕者，常服诸肝（鸡肝、鸭肝、猪肝、牛肝等）能生血养肝；痰湿不孕者，用墨鱼或蛤蚧补之，能温肾健脾，温养子宫；瘀血所致者，用黄鳝、泥鳅、塘角鱼配葱白、大蒜煮食，能甘温补血，活血通脉。

总之，饮食与妇女的健康息息相关，我们在丰富菜篮子的同时，要根据自己的具体情况，有选择地食用对自己有益的食品，配合适当运动，保持心情舒畅，如有不适，早期诊断与治疗，这样才能保持健康的身体和美丽的容颜。

美丽源于健康

女人就像一朵鲜花，需要精心呵护才能保持美丽的容颜。判断一个人是否美丽，面部首当其冲。中医学认为，五脏六腑其华在面，"有诸内必形诸外"，中医四诊之一的望诊，可从面部的神色形态初步判断其内脏功能是否正常，气血是否调和，阴阳是否平衡。因此，爱美人士首先要保持身体健康，才能拥有美丽的容颜。

曾治廖女士，47岁，因阴道不规则出血两年余前来就诊。该女士2013年就出现阴道不规则出血，月经周期紊乱，出血量时多时少，令人烦恼。为此她曾到多家医院就诊，用了很多西药、中药也不见好，曾经 2 次诊断性刮宫，病理报告为"子宫内膜单纯性增生"。刮宫后暂时能止血，可没过几天又出现阴道出血，平素常觉头晕眼花，腰膝酸软，纳食不香，睡眠欠安，时间长了，面部逐渐出现黑斑，身材也逐渐变形，腰部变粗。因疾病折磨，体型改变，她的心情也随之受到影响，多次朋友、老同学聚会活动都没有参加，她不想让昔日的老同学看到当年的校花变成如今这个模样。一天，一个远亲来到她家，看到她的烦恼和痛苦，遂向她推荐了我。就诊前她找到了我的电话，多次咨询有关问题，听得出来，她既痛苦又焦虑，因多次求医未果，她似乎已失去了治疗的信心。就诊时行 B 超检查，显示子宫较大（87mm×91mm×63mm）。此外面色苍黄，两颊有散在瘀斑，舌淡，苔微黄，脉沉细。为了尽快解除她的痛苦，我采用了中药辨证施治为主，配合西药止血的方法。中药治疗采用滋阴清热，凉血化瘀止血法，药用：地骨皮 15g，牡丹皮 10g，生地黄 15g，当归 6g，赤芍 10g，小蓟 15g，马齿苋 15g，茜草 15g，紫珠草 15g，蒲黄炭 10g，地榆炭 10g，煅牡蛎 30g，白茅根 15g，炙甘草 6g，水煎服。西药则继续服用炔诺酮片，剂量从每日 4 片增到 8 片，8 小时 1 次。经上述治疗后，廖女士来复诊时诉出血量减少，但仍未止，余症改善，从她说话语气上可以看出，她对治疗充满了期待和希望。于是，我根据她的脉证又开了以下方药：党参 30g，白术 10g，黄芪 30g，升麻 5g，鹿角霜 10g，山茱萸 10g，紫珠草 15g，芡实 30g，田七 3g，马齿苋 15g，蒲黄炭 10g。药服 3 剂后血止，继用补益脾肾，养血化瘀之剂调理。廖女士对治疗很配合，除按时服用中药外，在饮食起居方面也做了调整。治疗 3 个月后月经恢复正常，继巩固治疗半年，复查 B 超显示子宫较前缩小（67mm×63mm×65mm），面部瘀斑也逐渐淡化，身材也恢复到原来状态。她很高兴，同学聚会也乐意参与了。

编者认为，如何使自己健康美丽，有以下几点需要注意：

一是饮食要均衡，食物是我们赖以生存的基础，中医认为，脾胃为人体气血生化之源，而气血来源于五谷、五果、五菜、五畜，只有均衡营养，不挑食偏食，才能从日常的瓜果蔬菜，鱼肉蛋奶中摄取滋养五脏的精华，保持营养的均衡。简单而言，可借用一位名家的总结，即"红、黄、绿、白、黑"。

红——即红色的蔬菜瓜果，如西红柿、红薯、胡萝卜、红豆等。

黄——黄豆、小米、玉米。

绿——绿色有机蔬菜，绿茶。

白——豆腐、牛奶、淮山药、白饭豆、鱼肉、虾等。

黑——黑木耳、黑糯米、黑豆等。

民以食为天，食物是维持生命的需要。合理的饮食，可使人体强健，益寿延年，而饮食不当则可导致早衰。

二要保持良好的心态和愉悦的心情，加之适当的锻炼，使气血流畅，无瘀滞停积。人的生命活动是以新陈代谢的形式进行，如果人体任何部分出现新陈代谢功能失调，就会使代谢产生的废物停积于体内，废物日积月累，但还没有达到致病的程度时，中医称之为"淤滞"，淤滞在体内不断增加时称之为"瘀"，瘀进一步发展，堆集凝结时，称之为"积"。表现在面部为黄褐斑、老人斑以及舌边瘀点、瘀斑等。淤滞不一定导致疾病，有的可随代谢排泄出去，只有当人体的自洁作用、免疫功能下降时，淤可从量变到质变，形成瘀，这可以影响机体正常的生理功能。就女性而言，可出现子宫肌瘤、卵巢囊肿、乳腺增生，甚至癌变。疾病的发生发展，还与外界的六淫（风、寒、暑、湿、燥、火）和内伤七情（喜、怒、忧、思、惊、悲、恐）以及饮食劳倦有关。

三要有病早治，无病先防。根据世界卫生组织的一项健康调查，疾病人群占5%，健康人群占20%，75%的人处于亚健康状态。在现代生活中，这种亚健康状态是很难检测到的，但中医可通过四诊——望、闻、问、切，从体态、神情、脉象等方面测知到亚健康状态，进而采用中药辨证论治，整体调节，使亚健康人群恢复健康。中医中药不仅可治已病，更重要的是防治未病，截断病势，因此当出现身体不适、食欲减退、睡眠欠佳等情况时，都应尽早寻医问药，这不失为保持美丽健康的一种方法。

女性面部色斑

面部是人体五脏六腑精华之体现，而脸上突然长斑，在妇科医生眼里，不单是面部皮肤变化，还可能预示着盆腔炎、乳腺增生、宫颈炎、子宫肌瘤、卵巢囊肿等妇科病变的发生。

面斑往往是体内气血不畅的征兆。斑的产生是气血津液不通，瘀积在上半身所致。血之所以瘀滞，原因是多方面的，有饮食不当，有心情不畅，有生活黑白颠倒，消耗精气，与其有关的脏腑多是肝、脾、肾三脏。中医认为，肝主疏泄，肝藏血而为女子之先天，女子经、带、胎、产，以血用事，易耗血失血，血常不足；肝血不足则肝气易滞，这就是女子性情容易变化的根本原因。而脾主运化气血和水谷精液，如果脾胃动能失常，则运化停滞，体内的糟粕和代谢之物不能运出体外，积在体内则为湿、毒、痰、瘀。肾主生殖，主藏精，是真阴真阳之本，肾阳虚则生殖功能低下或出现障碍，表现为月经紊乱，胞宫寒冷，难以受孕；肾阴虚则虚火内生，潮热盗汗，经少经闭，毛发枯槁。因此，肝、脾、肾功能一旦失调，气血不畅，湿毒内阻，发于颜面则为色斑，滞于体内则形成包块、囊肿、肿瘤，这种"病斑"多伴有面色发黄，或灰暗欠泽，有的还伴有白带异常。妇科病从产生到发病有一个相当长的过程。突然长斑说明身体出现了异常，作为爱美的女性要引起足够的重视，及时找中医调理或做相应的检查。

张女士是一个爱美的姑娘，一直以自己的面容姣好、身段苗条而自豪，但自从为人母后，不知何时，面部逐渐出现了黄褐斑，体型渐胖。为此她经常跑美容院，用了很多美容增白减肥产品，但未见起色，反出现厌食、乏力、失眠。丈夫带她到市内各大医院检查，做了心电图，B超，验血等检查均未发现异常。眼看着原本如花似玉的媳妇日渐消瘦、憔悴，丈夫很是心疼，也很着急，经人介绍夫妻双双来到我的诊室。初诊时见张女士面色欠泽，两颧及眼眶均见黄黑相间的瘀斑，神疲乏力，少气懒言，舌质淡，舌边瘀，苔薄黄，脉虚细。根据她的主诉和丈夫的补充陈述，我认为此乃脾虚所致的病症。因为爱美，患者长年穿短裙、节食，以致损伤脾胃，脾失运化，气血生化无源导致气血虚弱，气虚则血滞，经行不畅，故面生瘀斑。我为她拟了以下方药：党参15g，白术10g，茯苓10g，山楂15g，鸡内金10g，苏木10g，玫瑰花10g，红花10g，当归10g，石斛15g，炙甘草6g，莪术6g。药3剂后，她胃口渐开，诸症改善。效不更方，原方加减，调理半年后，饮食、二便、睡眠正常，面部瘀斑逐渐消退。

近年来，经常有一些为了治疗面部色斑而来就诊的患者，起因是看到自己的朋友面色变得红润，人也漂亮了，开始以为朋友是去美容院，或使用美容护肤品，结果得知是在我这里服中药调理所致。榜样的力量是无穷的，她们也随之来要求调理，事实上有很多患者经服药调理后面部皮肤得到了改善——原来的粉刺少了，面部黄褐斑变浅变淡，肤色也红润了起来。编者虽然不是专攻美容科、皮肤科的医生，但中医治病讲究整体观念、辨证论治，通过中医辨证及中药治疗，能对机体进行全面调养，调节内分泌，补气养血养颜，使气通血旺，在治病的同时还可达祛斑美容的作用。

调经能美容

爱美是人的天性，拥有健康美丽的形象是每个女性的追求，人们都希望自己"永远年轻"，但如果凭借整形、美容或化妆来掩饰年龄，并非青春永驻。

女性在生理上有特殊的器官——子宫、卵巢，因此就有了月经、带下、妊娠、哺乳等特点。由于生理、病理有别于男子，如果在这些特殊的时期重视不够或调理不当，就会对健康产生不良影响，轻者出现面部长斑、衰老，重者可致病，其中月经病即是妇科病之一。

月经是女性特有的生理现象，是女性生殖功能的晴雨表，通过观察月经可以了解一个女人是否健康，是否有生育障碍。很多女性朋友忙于工作，从来不注意自己的月经是否规律，只有结婚后长时间不怀孕，去医院就诊时才会把自己的月经周期当回事。要知道，很多女性不孕是因为卵巢功能失调造成的，而卵巢功能失调常常表现为月经周期不正常，如月经量多或量少，经期提前或延后，甚至2～3个月、半年才行经一次，有的出现痛经、闭经等，如果能够早期发现并得到及时的调理和治疗，也许就不会发生以后的生殖障碍了。

月经是子宫内膜在卵巢激素作用下发生周期脱落并伴出血的现象，每月一次，故称"月经"。从月经来的第一天到下次月经的第一天为一个月经周期，正常的月经周期是28天左右，提前七天或者延后七天仍属正常范围。每次月经的出血量因人而异，正常在30～60mL之间，少于30mL为月经量少，多于60mL为月经量多。月经期、量、色、质的改变，均属于月经不调或月经病。由于女性的风韵与卵巢等分泌的激素有密切关系，而月经又是卵巢功能正常与否的风向标，故从月经可以看出卵巢功能的盛与衰，所以临床上常见的月经紊乱，包括经量或少或多，月经周期或前或后，痛经、闭经等病者常常不同程度地出现面部黄褐斑、暗疮、粉刺，或者面色萎黄、眼眶黧黑、容颜憔悴，也有的妇女因闭经而出现形体肥胖，带下异常。

千百年来，蕴含着华夏文化精华的中医中药在妇女的疾病治疗和健康保健中起着重要的作用。早在春秋战国时期，妇科即已独立成科。中医妇科是中医学的重要组成部分，也是中医学中独具优势和特色的学科。由于女性的解剖和生理病理特点，妇科病既有与内科病的共性，又有其特殊性与独立性。换句话讲，就是既有女子本身特殊的月经、带下、妊娠、产乳等生理病理特点，又有患其他科疾病的可能，病性较为复杂。古人曾有"宁治十男子，不治一妇人"之说，可见妇科病精微奥妙，七情隐曲，经、带、胎、产其理难言，若功底浅薄，自无良效可求。中医妇科在调经助孕方面有着较好的疗效，在治疗月经不调中，可衷中参西，采用传统的中医中药，结合女性的生理病理特点，全身与局部相结合，内服与外治相结合。许多妇女在经中药、针灸、热敷、足浴等治疗后，不仅月经恢复正常，且暗斑消退，形体健美。

花类药治疗面部色斑

花类药凝集本草之精华，轻清上行，性味平和，是疏理气机，调达气血之佳品。花类药既能芳香解郁，行气和血，又能化瘀消斑，尤适合体质柔弱，不堪药性偏颇之女性使用。我在临床治疗妇科疾患时，对既有妇科疾病又兼面部瘀暗、色素沉着者常在辨证的基础上审因论治，酌加花类药，能明显提高疗效。

一、疏肝活血，化瘀消斑

女子以血为本，生理上血常不足。而肝为女子之先天，主血海而为将军之官。女子一生经、孕、产、乳以血为用，肝血不足，肝阴易亏，肝气易郁。肝郁气滞则可导致疏泄失职，出现月经先后不定期，经量时多时少，经前乳房或胀或痛，或乳房结块，或少腹小腹疼痛，甚者出现子宫肌瘤。与此同时还可出现面部暗斑或面色不泽，情怀不畅。治疗宜疏肝行气，养血调经祛斑。常用方为逍遥散加味。在辨证的基础上酌情选用素馨花、合欢花、玫瑰花、月季花、佛手花、三七花、红花治之。如月经量少、色暗，经期延长，伴经前乳房胀痛，唇舌色暗，面瘀黑，脉弦者，方用柴胡疏肝散加月季花、红花治之。取二花色红入血分，甘温通利，化瘀疏肝调经。因脾虚肝郁出现月经先后不定，量或多或少，胃胀便溏，夜难入寐，面部黄褐斑，舌淡边瘀，脉细者，方用逍遥散加党参、鸡血藤、合欢花、三七花治之。合欢花性味甘平，理气解郁，和胃安神；三七花甘而微温，活血而不伤正，诸药合用，健脾疏肝，益气养血调经消斑。如肝肾阴虚出现月经量少，色淡红或暗红，伴头晕耳鸣，面部黑斑，胸胁隐痛，心烦易怒，大便干结，手足心热，舌红苔少，脉细数者，方用一贯煎，选加素馨花、玫瑰花、合欢花、玄参、女贞子、桃仁治之。素馨花辛平气香，擅长疏肝行气解郁，对素体阴虚火旺者，用之代柴胡既有疏肝解郁之功，又无苦寒劫阴之弊；玫瑰花甘微苦温，香气浓烈，补中有行，疏肝和血散瘀，"食之芳香甘美，令人神爽"（《食物本草》）。合欢花甘平，能解郁安神，和中止痛，尤长于"安五脏，和心志，令人欢乐无忧"。因气滞血瘀所致痛经、闭经者，代表方桃红四物汤加牛膝、柴胡、香附、王不留行、益母草、凌霄花治之。红花辛温，古称"红蓝花"，少用活血，多用散瘀，长于活血化瘀通经。藏红花为番红花的干燥柱头及花柱上部，性味甘寒，功效与红花相似，临床应用也相同，又兼有凉血解毒作用，用于温病热入血分，及斑疹大热等症。凌霄花辛而微寒，具有辛散之性，既能行血破瘀，又能凉血祛风，尤善泻冲任伏火，用于血瘀化热者。因久损难复，精血亏虚，冲任失养而致月经量少，闭经，不孕，面色晦暗欠泽者，在滋补肝肾、健脾益气、补血助阳的同时，少佐一味佛手花或玫瑰花既能畅运血行，使滋补而不腻胃，芳香解郁，又能引药入血，以生血气。

二、健脾止带，化浊祛斑

带下病，临床颇为常见。有曰"十女九带"。《素问·骨空论》指出："任脉为病……女子带下瘕聚。"本病主要由于湿邪影响任、带二脉，以致带脉失约，冲任不固所形成。临床上常出现带下量明显增多，色、质、味异常，有的还会出现阴道瘙痒，或胸闷口腻，纳食较差，或小腹疼痛，尿黄等，面部粉刺此起彼伏，大者如豆，小者如粟，日久则出现色素沉着。也有因脾肾虚弱出现带下量多，色白或淡黄，绵绵不断，伴腰酸腹冷，纳少便溏，面部出现色斑，或面色白或萎黄。治疗此类面斑，重在分清虚实寒热，分而治之。因湿热下注，损伤任带，阻滞经络者，治宜清利湿热，凉血解毒。方用四妙散加鸡血藤、牡丹皮、金银花、野菊花、赤芍、土茯苓、车前草、白茅根治之。金银花味甘性寒，气味芳香，既可清透疏表，又能解血分热毒，尤为治疗阳性疮疡之要药；野菊花甘苦微寒，除平肝明目、疏散风热外，清热解毒力强，用于热毒疮疡，红肿热痛者尤佳，与清利湿热诸药配伍，既能清利湿热，芳香化浊，又能凉血解毒。如因脾肾亏虚而致带下白浊，面色萎黄或色斑者，治宜温肾健脾，升阳除湿，补气养血消斑。方选《傅青主女科》完带汤或《伤寒论》附子汤。带下或多或少，色黄伴阴道灼热，头晕而鸣，心悸失眠，腰背酸困，眼眶暗黑者，方用知柏地黄汤加车前草、芡实以壮水制火，滋阴柔肝，加选鸡冠花、黄饭花、厚朴花、扁豆花等治之。鸡冠花甘凉平和，止血止带，能经带并治；厚朴花微辛苦温，健脾利气，化湿开郁，既有厚朴燥湿消满、运脾导滞之性，又有芳香化浊止带之功；黄饭花、扁豆花甘能益中，和胃化浊；诸药合用，共奏健脾补肾，化浊消斑之功。

马鞭草是妇科良药

马鞭草，别名铁马鞭，草本，生于村边、路边、屋边。貌不出众，花顶生或腋生，集成穗状花絮，淡蓝色，细长如马鞭，故名"马鞭草"。药用全草，全年可采。性味微苦辛凉。入肝脾经。因其苦凉，能清热解毒，可用于治疗外感发热，咽喉肿痛，牙龈肿痛；因其入肝脾经，善于活血散瘀，对癥瘕、痈肿疮毒、血瘀经闭、跌打损伤有一定作用。此外，马鞭草还有利水消肿之功，对于治疗淋病、水肿、小便不利、湿热黄疸、痢疾有很好的作用。现代研究发现，马鞭草的水及醇提取物对家兔结膜囊内的芥子油引起的炎症有消炎作用。我的导师——国医大师班秀文教授在治疗妇科病时常在辨证的基础上配用此药。我在临床实践中发现，马鞭草确是妇科良药。

一、治疗妇科经带并病

马鞭草微苦辛凉，入肝脾经，肝主血，脾主湿，马鞭草能调和肝脾，化瘀利湿，用于妇科经带并病疗效最佳。盖妇女以血为用，胞宫位于下焦阴湿之地，房室纵欲、手术、药物均可损伤胞脉，外界湿毒之邪也可乘虚客入胞宫，形成湿瘀为患。湿瘀郁久化热生火，既可损伤血络而为经漏，又可壅滞于胞宫，出现带下黄臭。临床表现为阴道不规则流血，量少质粘，或夹带而下，黄稠臭秽，伴少腹小腹隐痛，或头晕，纳差，便溏，舌红，苔白黄厚腻，脉细数。妇科检查常为急慢性宫颈炎、附件炎、盆腔炎等。治疗常用清热利湿，凉血化瘀法，方用当归芍药散合四妙散加马鞭草、忍冬藤、败酱草、泽兰治之。其中马鞭草用量 15～30g，取其既能入厥阴血分化瘀活血，又能行阳明气分利水渗湿，血水并治，而达湿瘀尽祛、经调带止的目的。

二、治疗痛经、闭经

痛经、闭经病因虽多，不外寒热虚实而已。治疗上有温清补消之别。马鞭草其味辛，辛则能散能行，具有活血散瘀、利湿通经作用，故可用于妇科湿瘀气滞所致的痛经、闭经。症见经前或经中少腹小腹隐痛，经血色暗或挟带而下，可用桃红四物汤加马鞭草、延胡索、川楝子、鸡血藤、丹参。用于闭经者，可单用新鲜马鞭草 50～100g，与瘦肉煲食；或用马鞭草 30g，泽兰 30g，益母草 30g，水煎服，均可取效。

三、治卵巢囊肿

女性生殖器官发生肿瘤，中医统称为"癥瘕"。在《灵枢·水胀》篇有"肠覃"及"石瘕"的论述："肠覃何如……寒气客于肠外，与卫气相搏，气不得营，因有所系，癖而内著，恶气乃起，息肉乃生。"临床上因素体湿盛或肝旺脾虚，水湿运化失职，湿瘀化热，瘀滞内停，下聚胞宫胞脉，则形成癥瘕。《本草拾遗》早有马鞭草"主癥瘕、血瘕"的记载。马鞭草既能化瘀，又能利湿，还有抗炎作用，故对湿瘀下聚所致的卵巢囊肿、妇科炎性包块疗效较佳。常与当归、赤芍、土茯苓、泽泻、穿破石、皂角刺、丹参、鸡血藤、三棱、莪术等药配伍使用。

总之，马鞭草性味平和，物美价廉，湿瘀并治，祛邪而不伤正，除用于上述妇科疾患外，配苏木、泽兰叶外洗还可治疗外阴水肿溃疡，其消肿作用迅速而有效，不失为一味妇科良药。

"沙化"的子宫内膜

夏季的一天，晴空万里，阳光灿烂，我工作室的候诊病历排成了长龙，在候诊的患者中有一位神情忧郁的女士引起了我的注意，轮到她就诊时才知道她是从外地赶来的患者，上午五点半钟就在医院门口等候挂号了，但也只是拿到了第 4 号。这位女士今年 30 岁，月经量逐渐减少已两年，两年前她进行了第三次人工流产，此后月经量逐渐减少，曾在多家医院做 B 超、抽血化验均找不出原因，现在月经量只有原来的三分之一，而且这两年未避孕却一直没有怀上孩子。看到丈夫和婆婆失望的表情，她心里很难受，也一直在服用西药或中药进行治疗，但仍然没有多大改变。半年前她做了一次 B 超检查，报告为"宫腔粘连"，随后进行了宫腔镜治疗，但三个月后 B 超检查显示又出现了粘连，月经量仍然偏少，那宫腔粘连究竟是如何发生的呢？

子宫是女性一个重要的生殖器官，是胚胎生长发育的场所，同时还具有储存和输送精子等功能。正常的子宫内膜柔软而光滑，具有高度的再生能力。从青春期开始，子宫内膜就受到卵巢激素的影响，表面三分之二能发生周期性的增生与脱落，称为功能层，余下三分之一是靠近子宫肌层的内膜，无周期性变化和脱落，称为基底层。一个正常的女子一生中会经历至少 400 次月经，每一个月经周期都是在下丘脑－垂体－卵巢轴的精密调控下完成的，子宫内膜这种周而复始的生长和脱落的过程，与草原的青草一样，"一月一枯荣"。实际上女性的子宫内膜就像广袤的草原，孕育着生机和希望，但若肆意破坏，就会造成草原沙化，"沙化"的子宫内膜就如同被破坏的草原，难以孕育新的生命。

那引起子宫内膜粘连的主要原因有哪些呢？人流刮宫是最主要的破坏因素，因为人流刮宫或手剥胎盘、摘除息肉等宫腔手术和宫腔操作，容易引起内膜损伤和感染，一旦损伤、感染影响到子宫内膜的基底层，可能出现新生血管形成受阻，上皮细胞再生障碍，内膜难以自行修复，就像草原缺水缺日照一样，绿草难以重生，损伤内膜严重者还可能形成瘢痕组织，造成宫腔不同程度粘连、变形、缩小。除宫腔粘连外，严重的还表现为内膜"沙化"。国内外文献研究表明，宫腔手术次数越多，重度粘连的发生率就越高。

子宫内膜"沙化"目前尚无有效的治疗方法，目前西医常用的宫腔下分离粘连后给予雌孕激素周期治疗，促进子宫内膜生长，但对内膜严重破坏者治疗效果不理想，术后再次粘连率达 90% 以上，部分会形成瘢痕组织。

因此，应做好计划生育，采取有效的避孕措施，不要随意做人流刮宫术。作为医务人员，在清宫手术中，要小心谨慎地操作。针对这位月经量少，诊为宫腔粘连的患者，我认真细致地为她制定了中医治疗方案：治疗原则为温阳补肾，化瘀调经，药用附子10g（先煎一小时），党参15g，白术10g，茯苓10g，当归10g，赤芍10g，鸡血藤20g，田七3g（打粉），枳壳10g，茺蔚子10g，苏木10g，泽兰10g，川续断10g。采用中药、针灸、热敷、食疗等综合疗法，希望她能尽快恢复，实现做母亲的愿望。

妊娠鼻衄治验

妊娠鼻衄，即妊娠期出现鼻腔出血，经耳鼻喉科检查未发现病变者。我在临床偶有遇见，试举两例，以飨读者。

案例1

温某，女，25岁，工人，妊娠5个月，鼻腔出血二十余天，量多1天，于1989年12月5日入院。末次月经为1989年7月4日，停经后有早孕反应，患者于孕3个月时曾因"先兆流产"在南宁市妇幼保健院住院治疗，痊愈出院。二十余天前无明显诱因出现鼻（左鼻孔）出血，色鲜红，量少，伴头痛，自用棉花等物填塞后血止，当时未引起重视。此后多次鼻出血，曾到五官科就诊，检查无特殊发现，用止血药效果不显。入院前一天又出现鼻腔出血，量较前增多，伴头痛、头晕、口干、腰酸，到南宁市第一医院急诊后血止。因屡用西药止血效果不显，遂到我处要求中药治疗。刻诊：左侧鼻窍有辛辣感，头晕头痛，夜寐欠佳，饮食二便尚可。查左侧鼻有少许陈旧性血迹，流出少量淡黄色分泌物；舌边尖红，有瘀点，苔薄黄而干，脉细滑略数。孕前无鼻衄史，无肝病及血液病史。实验室检查血小板计数、出凝血时间及肝功能均正常。B

超检查结果：双阴道，双子宫，此为右侧子宫妊娠。入院诊为妊娠鼻衄（阴虚血热），治以养阴清热，凉血止血法，方用保阴煎加减，方用生地黄 15g，熟地黄 12g，黄芩 12g，白芍 30g，川续断 15g，山药 15g，侧柏叶 10g，麦冬 12g，甘草 6g，日 1 剂，水煎服。服上方 6 剂后鼻衄止，但觉鼻塞，面部潮热，午后为甚，心烦难眠，舌红少苔，脉滑数，继予两地汤加菟丝子、川续断等养阴清热安胎之品加减出入，共住院治疗 20 天，鼻衄未作。出院后随访鼻衄未发。

案例 2

梁某，26 岁，护士，因妊娠四个月余，腰腹疼痛反复发作伴鼻衄入院。末次月经为 1989 年 9 月 11 日，在妊娠 1 个月余时曾因"先兆流产"在妇产科住院治疗。入院自诉腰痛，转侧不利，小腹隐痛，口干烘热，鼻腔出血 2 次，血色鲜红，量少，纳可，大便干结。查：患者面色红润，面颊部有散在性痤疮，潮红，鼻窍无分泌物溢出，舌红苔薄黄，脉弦滑数。入院后治以补肾益阴，养血安胎之法，服药后腰腹酸痛略减，唯鼻衄仍作，每间隔 2～3 天则出现右鼻出血，色鲜红，点滴而下，面色潮红，小便黄，大便结，舌淡红，苔薄黄略干，脉弦滑。请五官科会诊，未发现阳性体征，既往无类似病史，实验室检查亦无特殊发现。此乃肾阴不足，肝阳上亢，木火刑金所致，当治以滋肾疏肝凉血之剂，方用丹栀逍遥散合二至丸加减，药用牡丹皮 12g，山栀子 6g，生地黄 15g，白芍 12g，白茅根 6g，玄参 12g，川楝子 6g，女贞子 12g，旱莲草 15g，菟丝子 20g，川续断 12g，炙甘草 6g。服药 2 剂后溲黄、便结好转，面颊部痤疮明显消退，仍鼻衄 1 次，量少。继守原方去旱莲草加北沙参、侧柏叶，服 7 剂后鼻衄未发。出院后随访上症未作，已顺产一男婴。

讨论：妊娠鼻衄临床所见甚少。古人对此病名没有明确的论述，现代教材亦无此病名。《陈素庵妇科补解》中有"妊娠吐血衄血者，皆由平日忧思惊恐伤于肝脾，结于经络，久则气逆以致经血妄行"的论述。从两则病例来看，都有"胎动不安"病史，素体肾虚，胎元不固可知。例1除反复鼻衄外，伴头痛，头晕，口干，夜寐欠佳及舌边尖红，苔薄黄而干，脉细滑数等阴虚内热表现，其病机为肝肾阴虚，阴虚内热，血为热迫而妄行，离经上逆而为此证。故治以滋养肝肾，凉血止血，方用保阴煎滋肝肾养阴清热，侧柏叶、麦冬清肺止血。例2鼻衄血色鲜红，口鼻烘热，溲黄便结，舌苔薄黄而干，脉弦滑，表现为肾虚肝郁，木火刑金，纯用滋肾养阴安胎法不效，故治以疏肝清热，凉血止血之剂。方中以牡丹皮、山栀子清肝解郁，泻热除烦；生地黄、白芍、玄参养阴柔肝；川楝子调肝木之横逆，顺其条达之性；白茅根、旱莲草凉血止血治其标；川续断、菟丝子补肝肾安胎以治本。诸药合用，肝郁可解，肺热能除，本固胎安，其效可期。因本证多因阴虚血热、迫血妄行、损伤肺络所致，故治疗上除养阴凉血止血外，还须注重选用入肺经凉血止血之品如白茅根、侧柏叶以治其标。又因妊娠重身，用药还须注意安胎，以免损伤胎元。

清宫解毒饮在妇科病中的运用

清宫解毒饮为著名的中医妇科专家、全国首届国医大师、广西中医药大学班秀文教授的名方。其方药组成为：土茯苓、鸡血藤、忍冬藤、薏苡仁、丹参、车前草、益母草、甘草。班老业医五十余载，学验俱丰，笔者有幸跟师侍诊，耳闻目睹班老凡属湿、热、瘀引起的妇科疾患常用本方加减治疗，莫不应手而验，兹举例如下：

案例1：痛经

腾某，35岁，已婚，工人，初诊日期为1990年11月13日。两少腹隐痛 6 年，加重一年余。6 年前无明显诱因出现两少腹隐痛，时而阵发性刺痛，近一年来两少腹疼痛加剧，尤以经前为甚，经量较少，色暗，2～3 天即净。刻诊正值月经前期，两少腹隐隐作痛，时而刺痛，疼痛拒按，以日晡为剧，乳胀腰酸，带下量少，间或阴痒，舌边尖红，苔薄黄，脉细。证属湿热下注，蕴郁不化，包络阻滞，血行不畅，治以清热化湿，祛瘀通络止痛法。方用清宫解毒饮加减：鸡血藤 20g，紫丹参 15g，忍冬藤 20g，车前草 10g，马鞭草 10g，石楠藤 10g，鹰不扑 10g，白鲜皮 10g，生甘草 6g，3 剂，水煎服。11 月24 日复诊诉：药后阴痒消失，前日经行，少腹疼痛大减，平素已不觉疼痛，唯按之微痛，经量增多，色暗红。遂在原方基础上佐以调理肝脾、祛瘀除湿之剂，共服药二十余剂，1991 年元月经行，腹痛全无，经量正常。

按：朱丹溪有"经将来，腹中阵痛，乍作乍止者，血热气实也"之说。本案痛在少腹，以日晡为甚，伴乳胀。乳房、少腹均为肝经所过，日晡乃属阳明，可见其为肝郁乘土，脾失健运，湿热下注，瘀滞胞宫所致。血受热灼，胞脉阻滞，故经来涩少；湿热瘀阻肝经，气机不畅，故少腹疼痛，日晡更甚。方用清宫解毒饮加味，意在除湿热，消瘀滞，为热者清之、瘀者化之之法，胞络通畅，"通则不痛"，不仅痛经可止，且经量也恢复正常。

案例 2：宫颈炎

陆某，29 岁，已婚，工人，初诊日期 1990 年 10 月 3 日。带下增多两年余，带下量多，色黄白相兼，时为赤白带下，臭秽难闻，伴腰酸腹痛。当年 6 月份妇检：宫颈Ⅱ度糜烂，触之出血，宫颈后唇可见4cm×3cm×3cm 赘生物，经宫颈冰冻术及切除肿物，现妇检宫颈仍为宫颈Ⅱ度糜烂。带下量多，偶见赤白带，微臭，腰酸，舌淡红，苔薄白，脉缓。证属湿热下注，胞门受损，治以清热利湿，解毒化瘀之法。方用清宫解毒饮加味：鸡血藤 20g，土茯苓 20g，紫丹参 15g，全当归 10g，赤芍 10g，生薏苡仁 15g，建泽泻 10g，益母草 10g，忍冬藤 20g，生甘草 6g，水煎服。服药 7 剂后赤白带消失，带下量减，色白无臭，宗原意师上法合异功散加减进退，调治两个月，带下正常，复查宫颈炎症减轻。

按：宫颈炎多见于经产妇女，属中医学带下范畴。《先醒斋医学广笔记》有"带下如浓泔而臭秽特甚者，湿热甚也"。本案病因病机为湿热蕴滞下焦，郁久化火，胞门脉络受损所致。故治以清热利湿，佐以解毒化瘀之法，乃清宫饮治疗的主证。体现了通因通用，扶正祛邪之法，从而使湿热清，其带自止。

案例3：尖锐湿疣

屠某，22 岁，已婚，工人，1990 年 5 月 14 日初诊。一年前人流术后月经错后，淋漓不净，腰酸，小腹隐痛，带下量多，色白质稠，外阴时痒，大便干结，选用补肾养血调经之剂治疗后少腹疼痛消失，月经正常，唯带下未减。现带下量多，色黄白质稠，外阴瘙痒，时轻时重，瘙痒时发现小阴唇有少量形如花蕊样赘生物，伴乳头肿痛，舌淡红，苔薄黄，脉细滑，外阴赘生物病理活检为：外阴尖锐湿疣。证系肝经湿热下注，化毒生疣，治宜清热解毒，活血化瘀，散结消疣。方用清宫解毒饮加减：鸡血藤 20g，丹参 15g，赤芍 10g，土茯苓 20g，泽兰叶 10g，全当归 10g，凌霄花 10g，苏木 10g，败酱草 20g，夏枯草 10g，生甘草 6g。3 剂后乳痛，阴痒减轻，继以本方加减出入调理半年，外阴赘生物消失，带下正常。

按：尖锐湿疣属中医学疣赘范畴。本案人流术后冲任受损，肝胆郁热，木旺克土，脾失健运，湿热下注与外侵之湿毒相合，蕴于外阴肌肤，气滞血瘀而生。肝脉络阴器，故方中着重选用既入肝经，又能解毒利湿、化瘀散结之品。方中夏枯草、泽兰疏肝和血散结，败酱草、土茯苓清热解毒利湿、除秽消疣，鸡血藤、丹参、当归补血行血，寓补于消之中；赤芍、凌霄花凉血祛风止痒，甘草解毒和中，全方药专力宏，故药后阴疣得除。

案例 4：慢性盆腔炎

褚某，20 岁，未婚，工人，初诊日期 1990 年 7 月 2 日。少腹、小腹及阴道锥痛月余。自诉于游泳时被人用手强行伸入阴道，当即阴道灼痛，继则出现赤白带及脓性白带，少腹、小腹阵发性剧痛，经用西药青霉素、庆大霉素注射及服用消炎药后腹痛稍缓解，赤带消失。近日来，少腹、小腹、阴道阵发性锥痛，如虫咬状，外阴瘙痒灼热，带下量多，质稠色黄，伴腰酸，口干欲呕，便溏，形瘦神郁。舌质淡红，中有裂纹，苔薄白，脉细弦。证属湿毒外侵，蕴久化热生火，冲任胞络受损，瘀阻下焦。治以清热利湿，祛瘀解毒法。药用清宫解毒饮加味：鸡血藤 20g，土茯苓 30g，紫丹参 15g，车前草 10g，生薏苡仁 20g，当归尾 10g，益母草 10g，忍冬藤 10g，蒲公英 5g，粉甘草 6g，水煎服。7 剂后腹痛减轻，阴痛遂减，带下量少，色白，守上方和四妙、当归芍药散等交替加减使用，共服药六十余剂，腹痛、阴痛消失，带下正常。

按： 盆腔炎是妇科常见病，尤以慢性盆腔炎最为顽固，治疗亦颇为棘手。本案急性期经治后余邪未尽，湿瘀互结于下焦，胞络闭阻，气机不畅，瘀久化火，故少腹、小腹阵痛，阴道灼痛，湿热下注，故带下黄臭，治以清热利湿，解毒化瘀之法，湿、热、瘀三者同治，故疗效卓著。

体会： 南方地处卑湿，气候炎热，下焦乃阴湿之处，胞宫所居，湿热所致的带下病颇为多见。本方专为湿热带下而设。由于湿为阴邪，其性重浊，最易阻遏气机，以致阳气不伸，血行艰涩，由湿而瘀，湿瘀久郁则化热生火，或因湿热下注、热迫血行而溢于脉外，也可致瘀血内生，故临床表现为湿、热、瘀为患。根据"异病同治"的原则，临床但见湿瘀为患，以致胞宫和冲任受损，出现带下量多、色黄、少腹小腹疼痛、外阴瘙痒，甚或阴道灼痛出血，只要病机相同，均可使用，疗效肯定，故本方应用范围甚为广泛。

本方结构严谨，立意精深，独有创新，其配伍特点有二：

1. **清热利湿药与化瘀养血药相伍**：湿性重浊黏腻，且蕴久易化热伤阴，或化燥生风，湿热胶结成瘀，故不能草率地燥湿化湿，又不能专事活血攻破，而当因势利导，化中有止。班师常谆谆告诫我们："治带不忘湿，治湿不忘瘀。"只有利湿化瘀两相兼顾，才能达湿瘀同祛的目的。

2. **清热解毒药与甘寒渗湿药相伍**：由于湿与热结，如油入面，缠绵难愈，日久易耗伤正气而成虚实夹杂之证。叶天士《外感温热篇》有"渗湿于热下，不与热相搏，势必孤矣"之说。本方着重选用甘寒淡渗之品，甘寒则清热解毒而不伤阴，淡渗则利湿而不伤正，以达清泄湿浊的目的，使湿热无所依、湿热并除。且甘能益脾，脾健则杜其生湿之源，本固源清，则湿热自除。

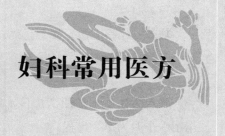

妇科常用医方

盆瘀饮

药物组成：丹参 25g，赤芍 10g，白芍 10g，当归 10g，川芎 6g，白术 10g，茯苓 10g，泽泻 10g，延胡索 10g，川楝子 6g，莪术 10g，炙甘草 6g。

功效：化瘀利湿，缓急止痛。

主治：因湿瘀所致的下腹疼痛、性交痛、痛经或月经紊乱、白带过多等。

服用方法：水煎服，每日 1 剂。月经干净后服 20 剂为 1 个周期，连用 3 个月为 1 个疗程。

加减应用：兼附件炎性包块或卵巢囊肿者，去白芍加三棱、皂角刺；兼气虚者，加党参、黄芪；兼腰痛者，酌加杜仲、骨碎补；带下量多色黄者，去川芎加黄柏、薏苡仁。

方义分析：此方为当归芍药散化裁。方中重用丹参、赤芍、白芍和营养阴，敛肝止痛，活血化瘀；配当归、川芎补血化瘀，使肝经得养，肝脉得疏；其中芍药甘草汤对横纹肌、平滑肌挛急有镇静作用。已有实验证明：芍药甘草汤可抑制大鼠子宫肌标本收缩；临床实践证明，大剂量的芍药甘草汤合失笑散活血化瘀、止痛效果显著。白术、茯苓、泽泻健脾益气，渗湿和中，利湿而不伤阴，延胡索、川楝子疏肝理气，行血止痛；莪术化瘀消积，通肝经瘀血。全方共奏调和肝脾气血，化瘀利湿，缓急止痛之功。动物实验证明，此方能明显降低血液黏度，扩张微动脉口径，增加毛细血管开放数，抑制炎性水肿，改善微循环，并有镇痛作用。

典型病例：患者，女，36 岁，2003 年 8 月就诊。小腹坠胀、肛门坠痛反复发作 3 年。自 2000 年人流术后即出现小腹坠痛，腰骶痛，久立后加重，逐渐发展至肛门坠痛，不能久坐。曾多次到肛肠科门诊及住院治疗，住院时症状暂缓，出院后诸症依然。近年来出现经前乳房胀痛，经行淋漓不畅，带下增多，性交时小腹疼痛剧烈，以至害怕性生活。舌淡红，舌边有瘀点，苔微黄，脉细弦。妇科检查及 B 超检查均无特殊发现。证属肝郁气滞，湿瘀互结于胞宫胞脉，治宜疏肝行气，化瘀利湿止痛。以盆瘀饮加减治疗：丹参 25g，赤芍 10g，当归 10g，川芎 6g，白术 10g，土茯苓 20g，泽泻 10g，柴胡 6g，延胡索 10g，川楝子 6g，莪术 10g，水蛭 6g（研粉冲服），炙甘草 6g。每日 1 剂，水煎服。服药 3 剂后自觉腹痛及肛门坠痛明显减轻，能久坐。守方加减服用 1 个月后，性交痛得以改善。坚持服药半年，诸症基本消失。

蠲痛饮

药物组成：鸡血藤 20g，当归 10g，丹参 15g，川芎 6g，赤芍 10g，白术 10g，土茯苓 20g，泽兰 10g，龙血竭 3g，田七 6g，补骨脂 10g，炙甘草 6g。

功效：温肾化瘀，散结止痛。

主治：湿瘀下注所致的痛经、盆腔疼痛证。

服用方法：每日 1 剂，分 2 次清水煎服。

加减应用：气滞为主，胀甚于痛者，加延胡索 10g，川楝子 6g；寒凝血瘀者，加熟附子 10g（先煎）；气虚为主者，加黄芪 15g，党参 15g。

方义分析：本方以《金匮要略》当归芍药散为基础方加减而成。当归芍药散是治疗"妇人腹中诸疾痛"的著名方剂，现代药理研究证明其有镇痛、抗炎、缓解平滑肌痉挛、降低血黏等作用。方中鸡血藤味苦甘，性温，归肝经。苦入心，甘入脾，而心主血，脾为气血生化之源，温则能生发、能通行，故本品具有活血而不伤新血，补血而不留瘀血之特点。丹参味苦，微寒，入血分，活血行血且"一味丹参，功同四物"；当归辛甘而温，养血活血，合鸡血藤以补肝血不足，辅川芎祛瘀以化瘀血；白术、土茯苓健脾利湿；土茯苓尚有解毒之功，对癥瘕有散结作用；龙血竭、田七化瘀止痛，止血散结；补骨脂温肾壮阳行水；炙甘草合芍药为芍药甘草汤，临床及研究证明其为缓急止痛之要药。

典型病例：患者，女，38岁，经行腹痛，反复发作2年。既往月经尚规则，每于经前一周出现小腹隐痛，经行第一天小腹疼痛加剧，月经量多，经血夹块，疼痛甚者需服去痛片以止痛。刻诊为经期第一天，少腹小腹剧痛，经血色暗、夹块，面色苍白，食少便溏，夜尿1～2次，舌淡，苔薄白，脉细弦。治拟蠲痛饮加附子10g（先煎）、益母草10g，药后疼痛缓解。

柔肝止痒汤

药物组成：白芍20g，何首乌20g，鸡血藤20g，当归10g，丹参15g，土茯苓20g，白蒺藜10g，甘草10g。

功效：养血祛风，润燥止痒。

主治：老年性阴道炎、外阴白色病变。

加减应用：阴道灼热痒痛，入夜加剧，带多色黄臭秽者，加龙胆草10g，墨旱莲10g；带下夹血丝者，加地骨皮10g，藕节15g，茜根10g；外阴皮肤萎缩干裂、痒痛较甚者，加玄参、麦冬。

方义分析：外阴居下焦阴湿之地，性最娇嫩，外阴瘙痒不适，与风、火、湿、毒诸邪有关。肝藏血而为风木之脏，其脉络阴器，体阴而用阳；肾藏精而主水，开窍于二阴；肝肾精血同源，内寄相火。妇女年届"七七"之龄，冲任虚损，精血渐亏。阴亏则不能潜阳，水不涵木则化燥生风。风动则火动，灼血伤津，血虚阴器失养而枯涩痒痛。治宜养血，息风止痒。本方以白芍入肝柔肝养阴，首乌滋肾生血，共奏补益肝肾，息风止痒之功。鸡血藤、当归补血通络，丹参养血化瘀，功同四物，与白芍、首乌相伍，则补血润燥功力更强，寓"治风先治血，血行风自灭"之义。土茯苓甘淡利湿除秽，解毒杀虫且甘能入脾养营，虽清利而不伤正；白蒺藜气香解郁，疏风止痒；生甘草重用泻火解毒，与白芍合用，酸甘养阴、柔肝和中、解痉止痛之功相得益彰。全方以甘润为主，寒温相宜，补中有疏，滋而不腻，凡阴虚血少、化燥生风所致皮肤干燥、脱屑、阴道干涩、外阴痒痛难忍，坐卧不安者，用之疗效较好。

清经凉血止血汤

药物组成：牡丹皮10g，黄柏10g，青蒿15g，生地黄15g，地骨皮15g，紫珠草15g，墨旱莲15g，益母草15g，马齿苋15g，炙甘草6g。

功效：滋阴清热，凉血止血。

主治：月经量多、崩漏、经期延长属血热者。症见阴道流血量多，色鲜红或深红，质稠或夹块，伴口干、大便干结、小便黄赤，舌红，苔薄黄，脉细数或弦数。

服用方法：每日1剂，分2次清水煎服。病重者可每日2剂，4小时1次内服。

加减运用：口干舌燥者，加石斛、天花粉；小便短赤者，加白茅根、竹叶；大便秘结者，去黄柏，加玄参、大黄；气虚乏力者，加党参、黄芪；流血日久不止者，加煅牡蛎、蒲黄炭。

方义分析：月经者，血也，喜温而恶寒，寒则涩而不行，温则消而去之。素体阳盛或外感邪热，或肝郁化火，血中蕴热，热扰血海，则迫血妄行。方中用牡丹皮、黄柏、青蒿清营凉血而止血，生地黄、地骨皮、墨旱莲滋阴清热而止血，两组药物合用，则血中实火、虚火俱清，邪火既清则血海自能平谧。紫珠草、墨旱莲、益母草、马齿苋四草合一，止血功专力宏，凉血而无缩血之苦，止血而无留瘀之弊。诸药合用清热降火，泻火而不伤阴，热退血安，其血自止。

临床疗效：运用此方治疗妇科血热型月经量多、崩漏、经期延长30 例，服药 3 剂止血者 18 例，血量明显减少者 12 例。服药 1 周后基本能止血。

典型病例：患者，女，16 岁，学生。阴道不规则流血近 2 个月，于 2003 年 5 月 12 日初诊。患者近半年来月经周期提前 7～10 天，经量增多，行经时间 8～15 天，经服药治疗，改善不明显。此次自三月中旬出现阴道流血，初量少，时有时无，近一周来阴道流血明显增多，色鲜红，夹块，伴少腹小腹隐痛，大便干结。舌红，苔薄黄，脉滑数。用上方加蒲黄炭治疗，每日 1 剂水煎服，服药 2 剂后阴道流血大减，3 剂后血止。继用补益脾肾，养血调冲法善后。半年后随访，月经已恢复正常。

女科调经汤

药物组成：鸡血藤 20g，丹参 15g，当归 10g，川芎 6g，白芍 6g，熟地黄 15g，香附 10g，路路通 10g，玫瑰花 10g，益母草 10g，杜仲 10g，炙甘草 6g。

功效：补益肝肾，养血调经。

主治：肝肾不足，血虚肝郁所致的月经失调。症见月经量少或月经先后不定期、月经后期，经前乳房胀痛，经血行而不畅，少腹小腹或胀或痛，舌淡，苔薄白，脉弦细等。

服用方法：每日 1 剂，分 2 次清水煎服。

加减应用：肾虚为主者，加巴戟天、桑寄生；肝血亏虚者，加枸杞子、何首乌、红枣；冲任亏损，经血量少，虚寒腹痛者，加阿胶、艾叶；阴虚血热者，上方去川芎，加地骨皮、牡丹皮，生地黄易熟地黄；阴道流血量多者，去川芎、当归，加墨旱莲、大叶紫珠草、蒲黄炭、地榆炭；月经量少、色淡伴腹痛者，加延胡索、小茴香。

方义分析：本方由妇科补血名方四物汤加味而成。肝藏血，肾藏精，精血相生相济，故补血者当求之肝肾。熟地黄、杜仲入肾，壮水补阴；白芍入肝，敛阴益血；当归、川芎辛香温润，养血而行血中之气；鸡血藤补血活血；丹参活血行血，"一味丹参，功同四物"；香附、玫瑰花、路路通疏肝通络，芳香解郁；益母草活血调经，功专女科。诸药合用，共奏补益肝肾，养血调经之功。

典型病例：患者，女，38 岁，2016 年 3 月 2 日初诊。近半年来无明显原因出现月经延迟，经量减少，经前乳房胀痛，心烦易怒。就诊时恰逢行经第一天。月经量少、色暗红，伴少腹小腹胀痛，纳少便溏，夜难入寐，舌淡红，边瘀点，脉细弦。用上方去熟地黄加夜交藤，每日 1 剂水煎服。服药 5 剂后经净，睡眠改善。守方随症加减，治疗 3 个月后月经量增多，诸症消失。

健脾止带汤

药物组成：党参 15g，白术 10g，土茯苓 20g，黄柏 10g，苍术 6g，薏苡仁 30g，芡实 15g，鱼腥草 15g，车前草 10g，槟榔 10g，甘草 6g。

功效：健脾燥湿，清热止带。

主治：下焦脾虚，湿热带下。症见带下色白或黄，食少便溏，胸闷纳差，小腹坠胀，四肢乏力，舌淡红，苔薄黄腻，脉细弱。

服用方法： 每日 1 剂，分 2 次清水煎服。

加减应用： 腰痛者，加牛膝 10g，萆薢 15g；小便短而频数者，加滑石 30g；外阴痒者，加百部 15g，白蒺藜 10g，痒甚者可配外用熏洗药；小腹疼痛者，加牡丹皮 10g，赤芍 10g，凉血活血，亦为治湿不忘瘀之意也。

方义分析： 带为湿所化，脾主运化水湿。方中党参、白术、芡实、甘草健脾益气，苍术、土茯苓、车前草、薏苡仁燥湿利湿止带；黄柏合苍术为二妙散，二药合用有清热燥湿止带之功；槟榔行气利湿。全方补而不滞，达脾健湿出带止之功。

典型病例： 患者，女，28 岁，带下量多两个月余。平素腰膝酸软，白带量多，色白黄相间，时而异味，时而阴痒，胸闷食少，大便溏烂，舌淡红，苔薄黄，脉沉细。治拟健脾利湿止带方加麦芽 30g，牛膝 15g，布渣叶 15g，15 剂后带下明显减少，纳食增加，诸症好转。

补肾助孕汤

药物组成： 党参 20g，黄芪 20g，熟地黄 15g，当归 10g，枸杞子 10g，菟丝子 20g，覆盆子 10g，鹿角胶 10g（烊化），龟甲胶 10g（烊化），杜仲 10g，巴戟天 10g，紫石英 15g，炙甘草 6g。

功效： 温肾养肝，益气补血。

主治： 肝肾亏虚，气血不足所致的不孕症、子宫发育不良、排卵功能障碍、月经失调、月经稀发、闭经等。

服用方法： 每日 1 剂，分 2 次清水煎服。

加减应用： 偏于阳虚，症见形寒肢冷，四肢欠温，少腹寒冷，或尿频便溏者，加附子、肉桂；偏于阴虚，症见咽干口燥，五心烦热，大便干结，舌红少苔者，去巴戟天、紫石英，加沙参、麦冬；瘀重者，加桃仁、红花。

方义分析：方中熟地黄、菟丝子、枸杞子、覆盆子，补肝肾益精血，杜仲、巴戟温肾助阳；鹿角胶、龟甲胶补奇经、助冲任；紫石英暖宫助孕；党参、黄芪、当归益气补血。全方共奏温肾助阳暖宫，填精助孕之功。

典型病例：患者，女，32岁，不孕两年。经西医检查无器质性病变，唯卵泡发育不良。向来月经规则，近一年来月经量减少，色淡质稀，平素带下少，性欲淡漠，纳少便溏，舌淡红，苔薄白，脉沉细。首诊拟健脾和胃，养血调经。方用异功散加味：药用党参、白术、茯苓、陈皮、谷芽、麦芽、鸡血藤、淮山药、茺蔚子等治疗。纳食改善，精神转佳，继用上方随症加减出入，调理半年后受孕。

固肾安胎方

药物组成：菟丝子20g，桑寄生15g，阿胶10g（烊化），党参20g，白术10g，杜仲10g，淮山药15g，枸杞子10g，白芍10g，炙甘草6g。

功效：补益肝肾，养胎固胎。

主治：先兆流产。中医诊为胎漏、胎动不安者。

服用方法：每日1剂，分2次清水煎服。

加减应用：阴道流血者，加仙鹤草10g，鹿角霜10g；胸闷欲呕者，加素馨花10g，或砂仁3g（后下）；夜难入寐者，加夜交藤20g；口干便结、舌红苔黄有热象者，可加黄芩10g。

方义分析：肾主生殖，胞脉系之于肾，脾主运化，为气血生化之源，大凡流产患者皆为脾肾亏虚所致。方中菟丝子、桑寄生、杜仲、枸杞子补肾安胎；党参、白术、淮山药健脾益气固胎；阿胶补血止血；白芍、甘草敛阴养血缓急止痛。全方脾肾双补，脾肾旺盛，精血充足则胎自无恙。

典型病例：患者，女，38 岁，孕 45 天，阴道流血 3 天。血色淡红、量少，伴腰酸，小腹隐痛，胸闷，食之欲呕，大便干结，舌淡红，苔薄黄，脉细滑。治拟固肾安胎方加苎麻根 15g。药用 3 剂后血止胎安。

五花养颜茶

药物组成：金银花 3g，白菊花 3g，玫瑰花 3g，三七花 3g，红花 0.5g。

功效：清热解毒，化瘀消斑。

主治：因热瘀引起的面部粉刺及瘀斑。

服用方法：每日 1 剂，分 2 次清水煎服，或代茶饮。

加减应用：胃热较盛，口干便结者，加石斛 10g；心烦难寐者，加麦冬 10g；咽干尿黄者，加淡竹叶 6g，白茅根 6g；肺热咳嗽者，酌加鲜罗汉果适量。

方义分析：方中金银花味甘性寒，气味芳香，既能清透疏表，又能解血分热毒，在清热之中又有轻微宣散之功；白菊花味甘微寒，长于疏散风热，清肝明目，与金银花相伍，善于解疮疡肿毒，清洁皮肤，宣通毛孔；玫瑰花甘微苦温，能行气和血，疏肝解郁；三七花甘微温，既有三七活血之功，又无伤正之弊，药性温和，对体虚兼瘀者尤为适合；少佐一味红花直达血分，疏通微循环。诸药合用，药茶两宜，共奏清热解毒，化瘀消斑之功。

典型病例：患者，女，31 岁。自 2 年前剖宫产分娩后面部逐渐出现粉刺，尤以前额、两颧部多见，有的还出现小脓点，用手挤破后留下瘀斑。因忙于工作还要照顾孩子，无暇到医院就诊，用上方煲水代茶饮，坚持饮用一个月后粉刺消失，瘀斑也逐渐变淡消退。